W0262966

Expertengespräche

Onkologie/Hämatologie

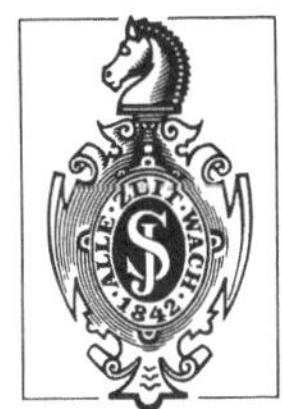

Interdisziplinäre Therapie des Bronchialkarzinoms

Herausgegeben von

S. Seeber und N. Niederle

Mit 15 Abbildungen und 30 Tabellen

Springer-Verlag
Berlin Heidelberg New York Tokyo

Professor Dr. Siegfried Seeber
Zentrum Innere Medizin
Onkologie/Hämatologie, Immunologie
Städtisches Krankenhaus
Dhünnberg 60
D-5090 Leverkusen 1

Priv.-Doz. Dr. Norbert Niederle
Innere Universitätsklinik und Poliklinik (Tumorforschung)
Westdeutsches Tumorzentrum
Hufelandstraße 55
D-4300 Essen

ISBN-13:978-3-642-70463-5   e-ISBN-13:978-3-642-70462-8
DOI: 10.1007/978-3-642-70462-8

CIP-Kurztitelaufnahme der Deutschen Bibliothek
Interdisziplinäre Therapie des Bronchialkarzinoms
hrsg. von S. Seeber u. N. Niederle.
Berlin; Heidelberg; New York; Tokyo: Springer, 1985.
(Expertengespräche Onkologie/Hämatologie)
ISBN-13:978-3-642-70463-5

NE: Seeber, Siegfried [Hrsg.]

2127/3130-543210

Vorwort

Bronchialkarzinome stellen in den westlichen Industrienationen die häufigste Malignomform des Mannes dar und werden auch bei Frauen zunehmend öfters beobachtet. Während die Therapiebemühungen zunächst auf die lokalen chirurgischen und radiologischen Maßnahmen beschränkt bleiben mußten, gewann seit Ende der 60iger Jahre die Chemotherapie bei den kleinzelligen, später in geringerem Maße auch bei den nichtkleinzelligen Bronchialkarzinomen an Bedeutung. Dabei wurden zahlreiche, zum Teil auch divergierende Ergebnisse erhoben, die einen intensiven Meinungs- und Erfahrungsaustausch sinnvoll erscheinen ließen.

Dazu trafen sich im September 1984 onkologisch tätige Ärzte aus Deutschland und dem deutschsprachigen Ausland in Frankfurt. Nach Grundsatzreferaten zur Bestimmung der Therapiesituation bei kleinzelligen und nichtkleinzelligen Bronchialkarzinomen blieb genügend Zeit für Beiträge zu Einzelaspekten sowie zu einer ausgedehnten Diskussion. Neue Therapieansätze konnten aufgezeigt und Kooperationen aktiviert werden. Zum Gelingen der Tagung trug besonders das Engagement der Teilnehmer, aber auch die hervorragende Organisation von Herrn D. Preding (Eli Lilly GmbH, Deutschland) bei.

Es bleibt bei dem zunehmenden und für den einzelnen kaum noch überschaubaren Informationsangebot zu hoffen, daß dieser intensive und informative Meinungsaustausch in den geplanten regelmäßigen Abständen wiederholt werden kann.

April 1985

N. Niederle
S. Seeber

Inhaltsverzeichnis

Mitarbeiterverzeichnis

ALBERTI, W., Dr. med., Strahlenklinik, Universitätsklinikum der GHS Essen, Hufelandstraße 55, D-4300 Essen 1

BRUNNER, K. W., Prof. Dr. med., Institut für Medizinische Onkologie, Universität Bern, Inselspital, CH-3010 Bern

GRESCHUCHNA, D., Dr. med., Ruhrlandklinik, Tüschener Weg 40, D-4300 Essen 16 (Heidhausen)

HEILMANN, H.-P., Prof. Dr. med., Hermann-Holthusen-Institut für Strahlentherapie im Allgemeinen Krankenhaus St. Georg, Lohmühlenstraße 5, D-2000 Hamburg 1

JOSS, R. A., Dr. med.,Institut für Medizinische Onkologie, Universität Bern, Inselspital, CH-3010 Bern

MAASSEN, W., Prof. Dr. med., Ruhrlandklinik, Tüschener Weg 40, D-4300 Essen 16 (Heidhausen)

MÜLLER, K.-M., Prof. Dr. med., Institut für Pathologie, Berufsgenossenschaftliche Krankenanstalten „Bergmannsheil" – Universitätsklinik – Hunscheidtstraße 1, D-4630 Bochum

NIEDERLE, N., Priv.-Doz. Dr. med., Innere Klinik und Poliklinik (Tumorforschung), Universitätsklinikum der GHS Essen, Hufelandstraße 55, D-4300 Essen 1

Ergebnisse und Möglichkeiten der Behandlung beim kleinzelligen Bronchialkarzinom

N. Niederle

Einleitung

Das kleinzellige Bronchialkarzinom stellt eine recht gut definierte eigenständige Krankheitsentität dar. Es unterscheidet sich von den nichtkleinzelligen Bronchialkarzinomen durch feingewebliche, ultrastrukturelle, endokrine, zytogenetische, zellkinetische und klinische Befunde (Azzopardi, 1959; Bensch et al., 1968; Bondy u. Gilby, 1982; Campobasso ct al., 1974; Gropp et al., 1980; Hattori et al., 1972; Hirsch et al., 1982; Mountain, 1973; Richardson et al., 1978; Watson und Berg, 1962; Whang-Peng et al., 1982, WHO, 1983). Die röntgenologisch bestimmbare kurze Tumorverdopplungszeit (im Mittel 20–50 Tage) und die mittels ^{3}H-Thymidin-Markierung gemessene hohe Wachstumsfraktion manifestieren sich klinisch in dem schnellen Tumorwachstum, einer in der Regel nur kurzen klinischen Symptomatik von unter 3 Monaten und der frühzeitigen Disseminationstendenz (Auerbach et al., 1975; Brigham et al. 1978; Chahinian, 1972; Hansen et al., 1978; Kato et al., 1969; Matthews et al., 1973; Meyer, 1973; Muggia u. Chervu, 1974; Muggia et al., 1974; Pettengill et al., 1980; Salazar et al., 1976; Straus, 1974; Weiss et al., 1970; Weiss, 1974).

Dementsprechend betrug nach einer von der Veterans Administration Lung Cancer Study Group an 528 nicht spezifisch behandelten Patienten durchgeführten Untersuchung die mittlere Überlebenszeit nach Diagnosestellung nur 2,8 Monate und die 1-Jahres-Überlebenszeit lag bei 4,2% (Tabelle 1). Diese Daten konn-

Tabelle 1. Mediane Überlebenszeiten (MÜZ) und 1-Jahres-Überlebensraten (1 Jahr) beim unbehandelten Bronchialkarzinom (nach Hyde et al., 1965; Zelen, 1973) sowie nach potentiell kompletter Resektion [Greschuchna, 1978 (3 Jahre); Higgins, 1972 (4 Jahre); Mountain, 1974 (5 Jahre)] – differenziert nach Histologie (PL = Plattenepithelkarzinom; AD = Adenokarzinom; GR = großzelliges Karzinom) sowie Krankheitsstadium bei Diagnosestellung (LD = "limited disease"; ED = "extensive disease")

	ohne Therapie			nach Resektion		
	MÜZ (Wochen)		1 Jahr	3 Jahre	4 Jahre	5 Jahre
	LD	ED	(%)	(%)	(%)	(%)
Kleinzellig	11,7	5,0	4,2	18,9	4	3
Nichtkleinzellig						
PL	15,7	9,4	7,1	40,8	37	30
AD	15,1	6,9	17,6	48,0	30	20
GR	22,4	11,1	7,9	31,9	22	20

ten erst kürzlich durch eine in Schweden durchgeführte epidemiologische Untersuchung (Nõu, 1984) sowie eine klinische Studie in Österreich (Kokron et al., 1982) bestätigt werden.

Bisherige Behandlungsergebnisse

Lokale Therapie

Operation

Nach kurativ geplanten operativen Eingriffen – wobei sich nur noch bei einem kleinen Teil aller Patienten (10–25%) eine komplette Tumorresektion als möglich erweist – fanden sich beim kleinzelligen Bronchialkarzinom niedrigere mittlere Überlebenszeiten und Langzeitüberlebensraten (Tabelle 1) als bei den übrigen histologischen Typen (Becker et al., 1976; Campobasso et al., 1974; Greschuchna u. Maaßen, 1980; Higgins, 1972; Mountain, 1973, 1974; Watson u. Berg, 1962). Selbst bei diesen optimal selektionierten Patienten waren die Behandlungsergebnisse aber im Hinblick auf die medianen Überlebenszeiten und Langzeitüberlebensraten enttäuschend. Nur wenige Untersucher konnten – eine Ausnahme stellt allerdings der isolierte periphere Lungenrundherd dar (Freise et al., 1978; Higgins et al., 1975) – 3-Jahres-Überlebensraten von mehr als 10% erzielen.

Radiatio

Der hohen Proliferationsrate des kleinzelligen Bronchialkarzinoms dürfte eine große Bedeutung für die deutliche Zytostatika- und Strahlensensibilität zukommen – wobei eine Beziehung zwischen Strahlendosis und lokaler Tumorkontrolle erstellbar ist (Choi u. Carey, 1976). Da es sich bei der Radiotherapie aber um eine rein lokale Therapiemaßnahme handelt, unterscheiden sich die mittleren Überlebenszeiten und Langzeitüberlebensraten nach Bestrahlung in der Regel nicht signifikant von den Daten nach Operation (Tabelle 2). Bei entweder kontinuierlich oder im „split-course"-Verfahren applizierten Strahlendosen von überwiegend

Tabelle 2. Kleinzelliges Bronchialkarzinom – Ansprechraten sowie Überlebenszeiten (MÜZ =mediane Überlebenszeit) nach alleiniger Strahlentherapie

	Patienten (n)	Ansprechen (%)	MÜZ (Mo)	Überlebende (%)			Literatur
				1 Jahr	2 Jahre	3 Jahre	
4–5000 rd	56	54	4	7,1			Wolf, 1966
4000 rd	14		5				Bergsagel, 1972
	41	64	3,5	9,7			Takita, 1973
4–4500 rd	27			19	11	4	Carr, 1972
3–5000 rd	62		11	26	11	5	Fox, 1973
3–4000 rd	37		7				Laing, 1975
4–6000 rd	36	88	5,1	29			Salazar, 1976
3000 rd	121		6	18			MRC, 1979
5–5500 rd	49		8	14	2	2	Holsti, 1980

30–50 Gray (Gy) lagen die mittleren Überlebenszeiten zwischen 5 und 8 Monaten, die 1-Jahres-Überlebensraten etwa zwischen 10 und 25% (Bergsagel et al., 1972; Bohndorf u. Richter, 1979; Carr et al., 1972; Cox et al., 1980; Emami et al., 1979; Fox u. Scadding, 1973; Heilmann et al., 1976; Holsti u. Mattson, 1980; Høst, 1973; Medical Research Council, 1979; Petrovich et al., 1977; Salazar et al., 1976; Takita et al., 1973; Tucker et al., 1973). Rezidive nach klinischer Remission manifestierten sich, besonders bei höherer lokaler Strahlenbelastung, vorzugsweise extrathorakal (Choi u. Carey, 1976; Cox et al., 1979; Laing et al., 1975; Rissanen et al., 1968).

Systemische Behandlung

Monotherapie

Eine Verbesserung der mittleren und 1-Jahres-Überlebensraten konnte erst durch die zusätzliche Gabe unterschiedlich wirksamer Zytostatika erzielt werden (Übersicht bei Niederle u. Seeber, 1982). Für eine solche systemische Therapie haben sich in den bisherigen Untersuchungen die Substanzen Adriamycin, Cisplatin, Cyclophosphamid, Etoposid, Hexamethylmelamin, Ifosfamid, Methotrexat, Vincristin und Vindesin als besonders wirksam erwiesen, während die Ansprechraten auf Bleomycin, CCNU, 5-Fluorouracil und Procarbazin etwas niedriger zu liegen scheinen (Anderson et al., 1981; Bhuchar u. Lanzotti, 1982; Broder et al., 1977; Cavalli et al., 1978, 1980; Cohen et al., 1977; Costanzi et al., 1978; Creech et al., 1982; DeJager et al., 1980; Dombernowsky et al., 1979; von Eyben et al., 1980; Goldhirsch et al., 1980; Goldsweig et al., 1982; Greco et al., 1979; Hansen M et al., 1977; Havsteen et al., 1981; Horai et al., 1981; Ihde et al., 1982; Jungi et al., 1975; Kokron et al., 1982; Levenson et al., 1981; Morgan et al., 1981; Natale et al., 1981; Nissen et al., 1976, 1980; Østerlind et al., 1981; Pedersen et al., 1982; Rosenfelt et al., 1980; Schmoll et al., 1981; Tempero et al., 1980; Tucker RD et al., 1978; Tucker WG et al., 1978). Insgesamt finden sich Ansprechraten zwischen

Tabelle 3. Wirksamkeit einzelner Zytostatika beim kleinzelligen Bronchialkarzinom (n = Anzahl der behandelten Patienten; CR = Vollremission; PR = Teilremission)

	n	CR (%)	CR + PR (%)
Adriamycin	53	4	30
CCNU	76	4	14
Cisplatin[a]	110	1	16
Cyclophosphamid	389	–	39
Etoposid	296	5	37
5-Fluorouracil	24	–	12
Hexamethylmelamin	114	8	34
Ifosfamid	48	2	62
Methotrexat	73	–	30
Procarbazin	43	–	21
Vincristin	43	7	42
Vindesin	47	4	32

[a] Alle Patienten vorbehandelt

20 und 50%, die allerdings nur selten komplett sind (Tabelle 3). Die mittleren
Überlebenszeiten nach Applikation eines einzelnen Zytostatikums liegen in der Regel unter 20 Wochen. Allerdings dürften sich, zumindest bei einzelnen Zytostatika, die Ergebnisse durch eine weitere Dosiserhöhung noch verbessern lassen (Johnson et al., 1983; Smith et al., 1983; Souhami et al., 1982).

Kombinations-Chemotherapie

Die Behandlungsergebnisse konnten durch unterschiedlich intensive Kombinationen von jeweils 2 bis 4 dieser Zytostatika mit differenten Angriffspunkten im
Zellstoffwechsel und möglichst geringer Toxizitätsüberlappung deutlich verbessert werden (Edmonson et al., 1976; Lowenbraun et al., 1979; Vincent et al.,
1981). Die zahlreichen Studien der letzten Jahre lassen folgende Befunde als gesichert erscheinen:

1. Die simultane Zytostatikagabe scheint bessere Ergebnisse als eine sequentielle
   Applikation der gleichen Medikamente zu erbringen (Alberto et al., 1976).
2. Dabei dürfte es weniger auf die Anzahl der applizierten Zytostatika und die
   Wahl der einzelnen Zytostatikakombination als auf die optimale Dosierung
   und Behandlungswiederholung in zunächst möglichst kurzen Zeitabständen
   ankommen (Johnson et al., 1976; Maurer et al., 1980; Niederle et al., 1982; Vogelzang et al., 1980).
3. Den histologischen Subtypen „oat cell" und „intermediär" (WHO-Klassifikation, 1983) scheint eine eindeutig divergierende prognostische Bedeutung nicht
   zuzukommen (Burdon et al., 1979; Matthews et al., 1983; Murray et al., 1984;
   Strauchen et al., 1983; Vollmer, 1982). Dagegen sollten Patienten, deren Tumoren großzellige Anteile aufweisen, getrennt evaluiert werden, da nach bisherigen Ergebnissen das Therapieansprechen bei diesen Mischformen ungünsti-
   ger als bei den „reinen" kleinzelligen Bronchialkarzinomen sein dürfte (Hirsch
   et al., 1983; Radice et al., 1983).
4. Einen Einfluß auf die Prognose scheinen auch das Alter und, besonders im Stadium „extensive disease", der Allgemeinzustand der Erkrankten sowie die Anzahl und Lokalisation der Metastasen zu haben (Bunting et al., 1984; Feld et
   al., 1984; Hansen et al., 1978; Lanzotti, 1977; Lininger et al., 1981; Poplin et
   al., 1984; Zelen, 1973).

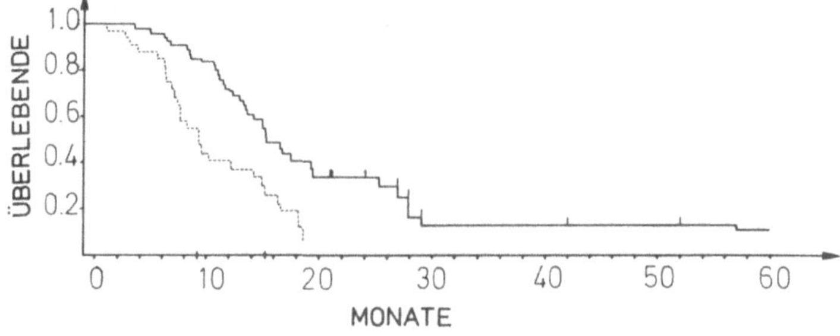

Abb. 1. Überlebenszeiten der nach dem ACO II-Protokoll behandelten Patienten (n = 103) im
Stadium „limited" (—) und „extensive disease" (---)

5. Entscheidend wird die Prognose aber in den meisten Studien, wie auch an unseren Ergebnissen erkennbar (Abb. 1), von der Krankheitsausbreitung bei Behandlungsbeginn, also einer auf den initialen Hemithorax begrenzten („limited disease") oder einer schon weiter fortgeschrittenen Erkrankung („extensive disease") (Tabelle 4), beeinflußt.

So können im Stadium *„extensive disease"* (ED) komplette Remissionen bei 20 bis 50% der Patienten erreicht werden (Tabelle 5). Die medianen Überlebenszeiten betragen 7 bis 11 Monate, 1 Jahr überleben 20 bis 40% aller Er-

Tabelle 4. Kriterien zur Differenzierung der Stadien "limited" und "extensive disease" (Niederle et al., 1982, modifiziert nach Hyde et al., 1965)

"Limited disease"	"Extensive disease"
Begrenzung auf den initialen Hemithorax	Entweder beide Thoraxhälften befallen
± ipsilateralem supraclaviculärem Lymphknotenbefall	und/oder Pleuraerguß mit Nachweis maligner Zellen
± Atelektase	und/oder Vena-cava-superior-Syndrom
± Recurrens- und/oder Phrenicusparese	und/oder Extrathorakale Dissemination (Lymphknoten, Leber, Skelettsystem, Gehirn, Nebennieren)
± Pleuraerguß ohne Nachweis maligner Zellen	

Tabelle 5. Behandlungsergebnisse (Chemotherapie ± Bestrahlung) beim kleinzelligen Bronchialkarzinom im Stadium "extensive disease". (Pat. = Patienten; CR = Vollremission; PR = Teilremission; PD = Krankheitsprogress; MÜZ = mediane Überlebenszeit; Gy = Gray; A = Adriamycin; B = Bleomycin; Cc = CCNU; Cy = Cyclophosphamid; E = Etoposid; H = Hexamethylmelamin; I = Ifosfamid; M = Methotrexat; MeCc = methyl-CCNU; P = Cisplatin; Pr = Procarbazin; V = Vincristin; mc = Erhaltungstherapie; UHBi = untere Halbkörperbestrahlung)

Chemotherapie (Kombinationen)	Bestrahlung (Gy)		Pat. (n)	Ansprechen		MÜZ (Monate)	Überlebende (%)			Literatur
	Media-stinum	Schä-del		CR (%)	CR + PR (%)		1	2	3 Jahre	
A, Cy, V	40	–	22	31	59	7	35	0	–	Saugier, 1978
B, Cy, MeCc, V	–	–	26	–	65	7	20	0	–	van Houtte, 1979
Cy, M, Cc (2×)//A, V, Pro (2×)±E, I	–	–	42	36	91	9,3	39	20	–	Cohen, 1979
A, Cy, V (−PD)	–	–	24	50	–	10	30	0	–	Seeber, 1980
A, Cy, V (9x)	<$\begin{matrix}40\\ \varnothing\end{matrix}$	–	25 27	20	74	9,5 9	– –	– –	– –	Fox, 1980
A, Cy, V	+	–	29	59	–	8,5	40	7	–	Catane, 1981
Cy, M, V//A, E (−PD)	–	–	66	30	72	8	–	5	–	Aroney, 1982
A, Cy, C (4×)→Cc, M, E (4×)	–	–	36	33	83	9,3	38	0	–	Niederle, 1982
⟨ Cc, Cy, V, M→E, A (bei PD)	–	–	66	17	68	8	–	8	–	Osterlind, 1983
Cc, Cy, V, M//E, A	–	–	64	23	72	9	–	8	6 (4 J.)	
Cc, Cy, V, M	–	–	34	12	47	8	20	0	–	Bakker, 1984
Cy, A, V (6x)	25 (+7 UHBi)	20	167	10	73	8	22	3	–	Feld, 1984

Tabelle 6 a. Behandlungsergebnisse (*vorzugsweise eine Zytostatikakombination* ± Bestrahlung) im Stadium "limited disease" (Abkürzungen siehe Tabelle 5)

Chemotherapie (Kombinationen)	Bestrahlung (Gy)		Pat. (n)	Ansprechen		MÜZ (Mo-nate)	Überlebende (%)			Literatur
	Media-stinum	Schä-del		CR (%)	CR+PR (%)		1	2	3 Jahre	
A, Cy, V (4–5×)	30	20–30	11	100	–	12+	80	–	–	Johnson, 1976
A, Cy, V (M) (>9×)	45	30	108	41	75	12	50	25	–	Livingston, 1978
A, Cy, V	40	–	16	45	75	20	70	55	–	Saugier, 1978
B, Cy, M, MeCc (9×)	45	–	58	45	83	11,4	50	12	–	van Houtte, 1979
< A, Cy, E, V,	40	–	30	43	–	17	–	–	–	Eagan, 1980
A, Cy, E, V, P			31	39	2	17	–	–	–	
Cy, M, Cc	40	–	55	–	68	11,5	40	–	–	Hansen, 1980
(−18 M.)		40+ retrop. Ln.	54	–	64	10,5	30	–	–	
A, Cy, V (M) (>9×)	30	30	26	77	–	21	60	27	–	Seeber, 1980
A, Cy, V (4×)	−45	–	42	81	–	13	60	37	25	Catane, 1981
A, Cy, V (4×)	30–36 (46)	30	64	72	91	15,8	68	33	11	Niederle, 1982
M-↓-Cy (3 M.)	30	–	55	53	78	12	51	23	–	Thatcher, 1982
Cy, M, Pr, V (−PD)	40–50	–	21	57	95	13	59	20	–	Kessinger, 1983
Cc, Cy, V, M (6×)	30	–	23	61	83	12,5	50	22	13	Bakker, 1984
Cy, A, V (6×)	25 (+7 UHBi)	20	153	52	84	11	47	19	10	Feld, 1984

Tabelle 6 b. Behandlungsergebnisse (*zyklisch alternierende Chemotherapie* ± Bestrahlung) im Stadium "limited disease" (Abkürzungen siehe Tabelle 5)

Chemotherapie (Kombinationen)	Bestrahlung (Gy)		Pat. (n)	Ansprechen		MÜZ (Mo-nate)	Überlebende (%)			Literatur
	Media-stinum	Schä-del		CR (%)	CR+PR (%)		1	2	3 Jahre	
Cy, M, Cc, (2×)// A, V, Pr (2×)±E, I	–	–	19	74	100	14	55	12	–	Cohen, 1979
P, E (2×)// A, Cy, V (4×) (−18 M.)	–	30	21	52	100	16	60	40	–	Sierocki, 1979
Cy, A, V/P, E (4×) mc* → Cc, M, Pr/Cy, A, V/E, P	50	40	24	83	100	–	73	24	–	Shank, 1981
E, V, A/Cy, Cc, M	30	–	30	53	–	–	–	–	–	Vincent, 1981
< Cy, E, A (−2 J.) Cy, E, A//Cc, M, V, Pr (−2 J.)	–	CR < 30 / ∅	21 / 23	64	90	16 / 12	68	29	22	Aisner, 1982
Cy, M, V//A, E (−PD)	–	–	32	31	81	12+	–	5	–	Aroney, 1982
H, Cy, A, V (2×) → Cy, M, E//A, M, E (6×)	40	20	22	68	82	14	–	–	–	Young, 82
< E,P(3×)/A,Cy,V(3×) A,Cy,V(3×)/E,P(3×) CR < 40 / ∅		30	27	63	92	13+ (±)	–	–	–	Schütte, 1983
E,A,V//Cy,Cc,M	30	–	31	61	87	13,5	65	12	–	Reddy, 1984
Cy,A,V//P,E (6×)	30	30	67	70	94	18,5	–	35	–	Murray, 1984

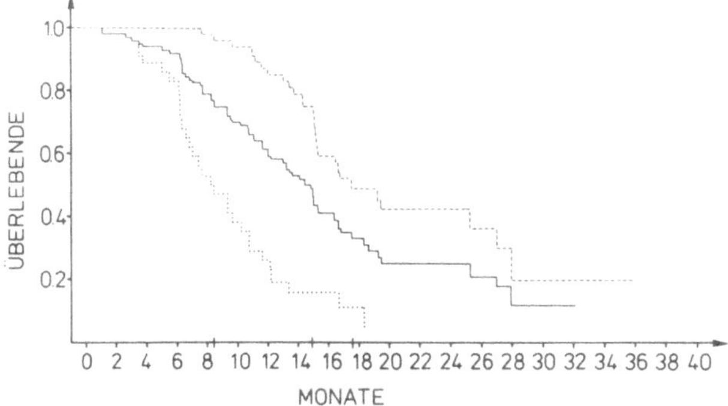

Abb. 2. Überlebenszeiten der nach dem ACO II-Protokoll behandelten Patienten (Niederle et al., 1982). — Gesamtkollektiv; - - - - Patienten mit kompletter Remission; ····· Patienten mit Teilremission oder einem geringen Therapieansprechen. (Die jeweiligen medianen Überlebenszeiten sind auf der Abszisse markiert)

krankten, 2 Jahre dagegen weniger als 10% (Tabelle 5 sowie Aisner et al., 1982; Dillman et al., 1982). Eine zusätzliche Strahlentherapie wird in diesem ausgedehnten Krankheitsstadium selten routinemäßig, sondern vorzugsweise bedarfsbezogen durchgeführt.

Günstiger sind die Behandlungsergebnisse im Stadium „*limited disease*" (LD). Hier liegen die kompletten Remissionsraten zwischen 40 und 80%, die mittleren Überlebenszeiten betragen 10 bis 20 Monate. Rund 40 bis 70% der Patienten überleben 1 Jahr, 10 bis 30% sogar 2 bis 3 Jahre (Tabelle 6a und b). In diesem günstigeren Krankheitsstadium werden neben der Chemotherapie häufig noch eine konsolidierende Bestrahlung des Mediastinums und des ehemaligen Tumorkerns mit 30 bis 50 Gy sowie eine adjuvante Bestrahlung des Schädels mit 20 bis 30 Gy durchgeführt.

6. In beiden Krankheitsstadien werden längerwährende, beschwerdefreie Überlebenszeiten nur nach Induktion einer kompletten Remission erzielt (Abeloff et al., 1981; Byhardt et al., 1981; Cohen et al., 1979; Livingston et al., 1978; Vincent et al., 1981), wobei kaum ein Patient mit einer nur partiellen Remission oder einem noch geringeren Ansprechen mehr als 2 Jahre überlebt (Abb. 2). Der Zeitpunkt des Remissionseintritts (Abb. 3) dürfte dabei eine eher unterge-

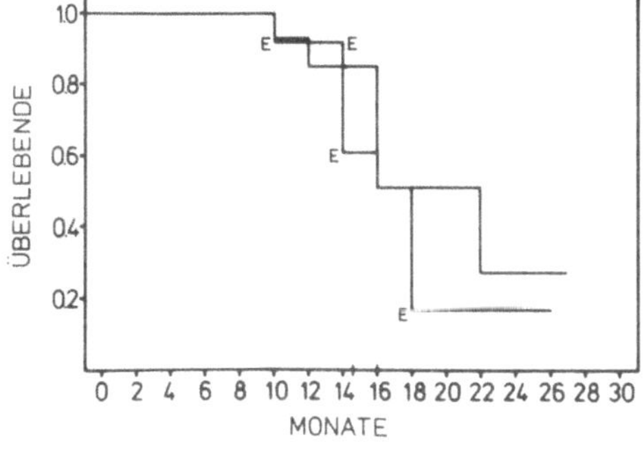

Abb. 3. Überlebenszeiten im Stadium „limited disease" in Abhängigkeit vom Eintritt der kompletten Remission (E = CR erst nach dem dritten Chemotherapiekurs nachweisbar)

ordnete Rolle spielen (Feld et al., 1984; Mira et al., 1984; Niederle et al., 1982; Young et al., 1982).

7. In allen Studien zeigt sich mehr oder weniger einheitlich bei Patienten mit LD und Vollremission eine hohe Rezidiv- und damit auch Absterberate zwischen dem 12. und 24. Monat nach Therapiebeginn, so daß nur noch rund 10% der Patienten mehr als 3 Jahre überleben und damit eine Chance auf Heilung besitzen. Große Bedeutung kommt dabei dem Lokalrezidiv zu (Alexander et al., 1977; Allan et al., 1984; Chak et al., 1982; Eagan et al., 1981; Feld et al., 1984; Kies et al., 1982; Shank et al., 1981). Bei den von uns mit dem ACO II-Schema behandelten Patienten manifestierten sich diese Rezidive im Stadium LD zu 49% nur intrathorakal, zu 21% sowohl intra- als auch extrathorakal und nur zu 30% allein extrathorakal. Der überwiegende Anteil der erneuten intrathorakalen Tumormanifestationen (17/23) fand sich dabei im Bestrahlungsfeld oder am Rande des Bestrahlungsfeldes, also im Bereiche der primär größten Tumormasse. Damit kommt der möglichst exakten Definition einer intrathorakalen Vollremission mittels Computertomographie, Bronchoskopie und evtl. auch Mediastinoskopie eine besondere Bedeutung zu (Ihde et al., 1978; Nakhosteen u. Niederle, 1983; Niederle et al., 1985; Sörensen, 1983).

Weitere Therapieansätze

Das Hauptproblem bei der Behandlung des inoperablen kleinzelligen Bronchialkarzinoms stellt also heute weniger die Induktion als die Erhaltung einer kompletten Remission dar. Als Ursache gelten eine primäre und/oder sekundäre Therapieresistenz (Seeber, 1980). Die Rezidive entwickeln sich dabei häufig schon frühzeitig und vorzugsweise am Ort der prätherapeutisch größten Tumormasse, die sich im Stadium LD ausschließlich und im Stadium ED öfters intrathorakal im Bereiche des Primärtumors und/oder des Mediastinums befunden hat. Zur Elimination der hier vorhandenen restlichen Tumorzellen bedarf es zusätzlicher Therapiemaßnahmen – weniger zunächst im weiterhin in vorzugsweise palliativer Absicht zu behandelnden Stadium ED, in dem neben einer aggressiven und dann nach wohl einheitlicher Meinung sequentiell-alternierenden Kombinations-Chemotherapie wieder zunehmend die Alternative der niedrigdosierten und damit möglichst nebenwirkungsarmen Zytostatikagabe diskutiert wird (Allan et al., 1984; Brower et al., 1983; Dillman et al., 1982; Havemann et al., 1984; Kessinger et al., 1983; Slevin et al., 1984), als im Stadium LD. Vorzugsweise in diesem Stadium werden verschiedene neue Therapieansätze diskutiert oder schon anhand prospektiv randomisierter Studien überprüft.

Induktionsbehandlung

Alternierende Zytostatikagabe

Da die „optimale Zytostatikakombination" weiterhin nicht bekannt sein dürfte, haben zahlreiche Arbeitsgruppen versucht, die Entwicklung einer Resistenz durch eine frühzeitige alternierende oder sequentielle Applikation nicht oder nur gering kreuzresistenter Zytostatikakombinationen zu verhindern (Goldie et al., 1982; Seeber et al., 1984). In unserer Klinik erfolgt die Behandlung im Hinblick auf die primär zu applizierende Zytostatikakombination prospektiv randomisiert: entweder erhalten die Patienten zunächst Adriamycin/Cyclophosphamid/ Vincristin (ACO) oder aber Etoposid/Cisplatin (Abb. 4). In Abhängigkeit vom individuellen Krankheitsverlauf wird jede dieser Kombinationen zunächst im Abstand von drei Wochen bis zum maximalen Therapieansprechen verabreicht. Nach im Mittel drei Behandlungskursen erfolgt dann die Therapieumstellung auf die jeweils alternative Kombination, die gleichfalls bis zu dreimal verabreicht wird. Patienten mit LD in kompletter Remission werden anschließend entsprechend der Randomisation II einer Mediastinalbestrahlung zugeführt oder zunächst nur beobachtet und erst beim Nachweis eines Rezidivs erneut behandelt. Mittels dieses Vorgehens konnte in der Regel durch die jeweils zweite Kombination eine nochmalige Verbesserung der schon durch die erste Kombination erzielten Remissionsraten erreicht werden (Schütte et al., 1984). Insgesamt konnten durch diesen Therapieansatz bisher aber keine signifikanten Verbesserungen der Remissionsraten oder der Remissions- und mittleren Überlebenszeit erzielt werden. (Tabelle 6 a, b). Das weitere „follow-up" muß zeigen, ob zumindest, wie erhofft, der Anteil an Langzeitüberlebenden erhöht werden kann.

Therapiedauer, Knochenmarktransplantation

Zur Verminderung der Nebenwirkungen und zur Verbesserung des Allgemeinbefindens nach Remissionseintritt wurde in einigen Protokollen der letzten Jahre die

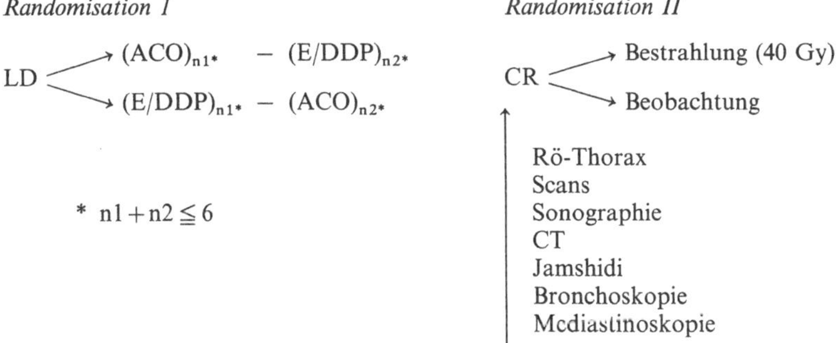

Abb. 4. Behandlungsschema der prospektiv randomisierten Studie ACO-Etoposid/Cisplatin (*LD* = „limited disease"; *CR* = komplette Remission)

Behandlungsphase auf drei bis acht Therapiekurse beschränkt (Bakker et al., 1984; Feld et al., 1984; Johnson et al., 1976; Niederle et al., 1982; Papac et al., 1984; Schütte et al., 1984; Shank et al., 1981; Thatcher et al., 1982). Häufig ging diese Verkürzung der Behandlungsphase aber mit einer Intensivierung der Zytostatikagabe einher. Diese Entwicklung wurde durch die inzwischen etablierten, relativ problemlosen Techniken der Knochenmarkentnahme, Aufbereitung, Konservierung und Retransfusion gefördert, da hierdurch die sonst möglichen lebensbedrohlichen Probleme der längerwährenden Markaplasie in der Regel gut kompensiert werden können (Cornbleet et al., 1984; Farha et al., 1983; Glode et al., 1982; Ihde et al., 1983; Klastersky et al., 1983; Souhami et al., 1983; Spitzer et al., 1984; Stahel et al., 1984; Stewart et al., 1983). Allerdings konnten bisher auch durch diesen relativ aufwendigen Therapieansatz die mittleren Überlebenszeiten nicht entscheidend verbessert werden, und nur ein kleiner Teil der Patienten dürfte von der Behandlung wirklich profitieren (Tabelle 7).

Im Rahmen der Induktionsbehandlung zu prüfende weitere Therapiemodalitäten dürften die immer wieder diskutierte Gabe von Antikoagulantien und, nach Lösung der technischen Probleme, die Teil- oder Ganzkörperhyperthermie darstellen (Chahinian et al., 1984; Neumann et al., 1982; Storm et al., 1979). Weiterhin konnte erst kürzlich eine Arbeitsgruppe des M.D. Anderson Hospitals, Houston, von dem günstigen Effekt einer maximalen Vorsorge mittels keimarmer Pflegeeinheiten und prophylaktischer Antibiotikagaben (PEPA) bei 55 Patienten mit ED berichten (Valdivieso et al., 1984a). Es scheint bisher jedoch zweifelhaft, ob die im Hinblick auf die Überlebenszeiten doch nur geringen Vorteile den finanziellen Aufwand und besonders die psychische Belastung der Patienten rechtfertigen.

Tabelle 7. Kleinzelliges Bronchialkarzinom – Behandlungsergebnisse nach Knochenmarktransplantation (BMT; TBI = Ganzkörperbestrahlung; übrige Abkürzungen siehe Tabelle 5)

Behandlung	Bestrahlung (Gy)		Pat.	Ansprechen		MÜZ (Monate)		Literatur
	Media-stinum	Schä-del	(n)	CR (%)	CR+PR (%)	alle Pat.	CR-Pat.	
Cy → BMT	40	–	16	13 LD 3 ED	>44	81	11+ (7/16 at 1 year)	–	Souhami, 1982
A, V, Cy, E (2×) → BMT→ Cy,E,A,V (4×)	50	30	13	8 LD 5 ED	LD: 62 ED: 40	100	13	17	Farha, 1983
Cy,M,Cc//V,A, Pr →↓→E, Cy→ BMT	20	24		8 ED	4/8	–	6–18	–	Ihde, 1983
A,Cy,E±(3×)→Cy +E−→BMT	+	+	10	7 LD 3 ED	3/10	9/10	10+	6+,9+,10+	Klastersky, 1983
Cy,A,E,V,M±Cc (4×)→Cy+Cc→ TBI (10 Gy)→ BMT	50	24–30	10	7 ED 3 LD	5/10	–	ED: 3 LD: 18	–	Stewart, 1983
Cy,A,If,V, M,E → BMT	50	30	29	LD	72	100	11	–	Spitzer, 1984

Erhaltungstherapie

Alle bisher durchgeführten Untersuchungen zur Erhaltungstherapie nach Induktion einer Remission erbrachten, ebenso wie die an unserer Klinik verglichene intermittierende Etoposid-Gabe mit der alleinigen therapiefreien Beobachtung (Niederle et al., 1982), bisher keine Verbesserungen der Remissions- und Überlebenszeiten (Bakker et al., 1984; Kies et al., 1982; Mehta et al., 1982; Woods u. Levi, 1984). Es bedarf aber der endgültigen Klärung, ob eine späte Reinduktion nicht doch der fortlaufend-intermittierenden Applikation von Induktions-Schemata oder auch alternativen Zytostatikakombinationen überlegen ist. Noch größeres Interesse dürfte aber, sofern eine eindeutig gesicherte Vollremission besteht, der Gabe monoklonaler Antikörper zukommen (Carney et al., 1983). Darüber hinaus scheint eine Erhaltungstherapie mit Inteferonen oder auch anderen „biological response modifiers" unbedingt erwägenswert (Mattson et al., 1984) – obwohl der Nachweis einer sicheren Induktionswirkung diese Substanzen beim kleinzelligen Bronchialkarzinom bisher noch nicht erbracht werden konnte (Bleehan et al., 1982; Ernst et al., 1984; Jackson D et al., 1984; Mattson et al., 1982).

Rezidivtherapie

Rezidive können sich auch noch nach mehrjähriger Vollremissionsdauer manifestieren. In der Regel führen sie zu schneller Befundverschlechterung und baldigem Tod, da erneute Vollremissionen nur noch in Ausnahmefällen induziert werden können. Trotz der Applikation verschiedenster vorzugsweise nichtkreuzresistenter Zytostatikakombinationen sind die erreichbaren Remissions- und Überlebenszeiten kurz. Eine Abhängigkeit von der Intensität der zytostatischen, aber auch der radiologischen Vorbehandlung ist dabei zumindest in vielen Fällen erkennbar (Batist et al., 1983; Creech et al., 1984; Daugaard et al., 1984; Einhorn et al., 1984; Evans et al., 1984; Joss et al., 1984; Niederle et al., 1982, 1984; Poplin et al., 1982; Porter et al., 1984; Rushing et al., 1984).

Strahlentherapie

Sinn und Notwendigkeit einer Bestrahlung im Therapiekonzept des kleinzelligen Bronchialkarzinoms sind, obwohl es sich um eines der strahlensensibelsten Malignome handelt, weiterhin umstritten.

Intrathorakale Radiatio

Eine Reihe von prospektiv randomisierten Therapiestudien wurde mit der Frage durchgeführt, ob eine Bestrahlung des chemaligen Tumorbettes, des befallenen Hilus und des Mediastinums den vorausgegangenen chemotherapeutischen Effekt soweit konsolidieren kann, daß das Rezidivrisiko vermindert und damit die Überlebenszeiten verbessert werden können. Die bisher aus prospektiv randomi-

Tabelle 8. Neun prospektiv randomisierte Studien zur Frage der Notwendigkeit einer zusätzlichen Mediastinalbestrahlung nach (bei) Chemotherapie des kleinzelligen Bronchialkarzinoms

Chemo-therapie (Kombinationen)	Bestrahlung (Gy)		Pat.	Ansprechen		MÜZ (Monate)	Überlebende (%)			Literatur
	Mediastinum	Schädel	(n)	CR (%)	CR+PR (%)		1	2	3 Jahre	
1	< 40	–	65	–	87	11	–	–	–	Hansen,
	Ø	–	69	–	92	14	–	–	–	1979
1	< 30	30	10	80	100	16	–	–	–	McMahon,
	40–45					24				1979
1	< 35	35	14	71	100	13	>30	–	–	Stevens,
	Ø		18	50	75	11,5	>20	–	–	1979
1	< 40	–	36	21	87	16	69	–	–	Fox, 1980
	Ø	–	37			14,5	64	–	–	
2	< 35	21	20	55	–	16	70	30	–	Abeloff,
	Ø			22						1981
2	< 40	30	27	64	92	13	–	–	–	Schütte,
	Ø					13,5				1984
2	< 40	–	29	–	50	13	45	15	13	Souhami,
	Ø	–	36	–		12	45	15	13	1984
1	/ 40+10 (1. Wo.)	30		35	64					
	⎰ 40+10 (9. Wo.)	30	247	54	85	n.s.	–	–	–	Perry, 1984
	\ Ø	30		43	79					
2	< 40 (1. Tag CTx)	+	37	81	–	16	–	35	–	Ihde, 1984
	Ø	+	37	42	–	12	–	13	–	

sierten Untersuchungen gewonnenen Daten lassen nach der zusätzlichen Bestrahlung zwar eine Abnahme der lokalen Rezidivraten erkennen, ein eindeutiger Anstieg der medianen Überlebenszeiten konnte aber nur von McMahon und Mitarbeitern durch die Erhöhung der Strahlendosis von 30 auf 40–45 Gy sowie die Arbeitsgruppe des NCI, die die Bestrahlung schon gemeinsam mit der ersten Chemotherapiegabe einleitete, erzielt werden (Tabelle 8). Die überwiegend noch recht kurzen Beobachtungszeiten lassen aber weiterhin die Frage unbeantwortet, ob die zusätzliche Bestrahlung nach kompletter Remission zumindest zu einer statistisch signifikanten Erhöhung der Langzeitüberlebensraten führen kann (Holoye et al., 1982; Young et al., 1982). Insgesamt sind hier noch eingehende Untersuchungen zur Feldgröße, zur applizierbaren Dosis, wobei unter Umständen ein beim nichtkleinzelligen Bronchialkarzinom gewohnter Bereich von über 50 Gy angestrebt werden muß, und zur Fraktionierung notwendig (Bleehan et al., 1983; Byhardt u. Cox, 1983; Cohen, 1983; Mira et al., 1982; Papac et al., 1984). Dagegen scheint es angezeigt, daß die intrathorakale Bestrahlung, möglichst unter Einschluß der supraclavikulären Lymphknoten, bei den Patienten zur Anwendung kommen sollte, bei denen durch die alleinige Chemotherapie keine eindeutige und auch bronchoskopisch zu sichernde Vollremission erreichbar ist. Nach Daten der Literatur und eigenen Erfahrungen kann unter diesen Voraussetzungen durch die zusätzliche Bestrahlung noch bei rund 10% der Erkrankten eine Vollremission erreicht werden (Feld et al., 1984; Mira et al., 1984; Niederle et al., 1982; Papac et al., 1984; Schütte et al., 1984).

Schädelbestrahlung

Das kleinzellige Bronchialkarzinom neigt zur Metastasierung in das Zentralnervensystem (Newman u. Hansen, 1974; Posner u. Chernik, 1978). Da fast alle gebräuchlichen Zytostatika die Blut-Liquor-Schranke in der Regel kaum überwinden können, wurde die adjuvante Schädelbestrahlung (20–40 Gy in 2–3 Wochen) zum festen Bestandteil zahlreicher Behandlungsprotokolle (Tabelle 6a, b). Die Ansichten über die Notwendigkeit dieser adjuvanten Therapiemaßnahme sind weiterhin geteilt, da a) zum jetzigen Zeitpunkt 50–70% aller Erkrankten gar keine ZNS-Rezidive erleben und damit überbehandelt werden, sowie b) bei den restlichen Erkrankten die Häufigkeit zentraler Rezidive durch eine Bestrahlung zwar vermindert, die Überlebenszeiten aber nicht verlängert werden können (Jackson et al., 1977; Maurer et al., 1980; Sculier et al., 1984a). Nach zusammenfassenden Daten läßt sich durch die adjuvante Bestrahlung aber die Inzidenz eines ZNS-Rezidivs von im Mittel 23% (9–69) auf 5% (0 26) reduzieren sowie die Zeit bis zur Manifestation eines solchen Rezidivs signifikant verlängern (Baglan u. Marks, 1981).

Unter Berücksichtigung dieser guten prophylaktischen Wirkung, der großen psychischen Belastung bei neurologischen Ausfällen nach manifester ZNS-Metastasierung und der dann in der Regel nur kurzen Überlebenszeit, sowie der insgesamt, trotz der kürzlich mehrfach beobachteten Spätkomplikationen (Craig et al., 1984; Lee et al., 1984; Livingston et al., 1984; Looper et al., 1984), nicht sehr ausgeprägten Nebenwirkungen (Catane et al., 1981; Rosenman und Choi, 1982) scheint die adjuvante Schädelbestrahlung weiterhin angezeigt – allerdings nur bei Patienten in Vollremission (Niederle, 1984). Allein zu dieser Patientengruppe gehören die potentiell Langzeitüberlebenden – und das Risiko eines ZNS-Rückfalls nimmt, wie bei der akuten lymphatischen Leukämie, mit der Dauer der Überlebenszeit zu (Burgess et al., 1979; Komaki et al., 1981; Rosen et al., 1983).

Operation

Mittels alleiniger Operation können eigentlich nur im Stadium I (Baudrexl et al., 1984; Tosi et al., 1981) überzeugendere mediane und Langzeitüberlebensraten erzielt werden. Das Problem des Lokalrezidivs hat aber weltweit Überlegungen zur Integration der Operation in ein umfassenderes Behandlungskonzept initiiert. Dabei sind sowohl eine systemische Behandlung nach primärer und möglichst totaler Resektion als auch, wie schon bei den Knochensarkomen und Hodenkarzinomen seit längerem praktiziert, eine sekundäre Operation nach chemotherapeutischer Tumorreduktion möglich.

Die zum ersten Therapieansatz vorliegenden Ergebnisse (Tabelle 9) scheinen die Annahme zu bestätigen, daß bei genügend intensiver Chemotherapie eine signifikante Verbesserung der medianen Überlebenszeiten sowie der Langzeitüberlebensraten erzielbar ist, wobei besonders die Ergebnisse von Shields hervorstechen (Higgins, 1972; Karrer et al., 1983; Konrad et al., 1980; Meyer et al., 1982; Shields et al., 1982a, b). Weniger eindeutig sind die bisherigen Ergebnisse zum

Tabelle 9. Kleinzelliges Bronchialkarzinom – Prospektiv randomisierte Studien zur Wirkung einer adjuvanten Chemotherapie nach Operation (ADM = Adriamycin; CCNU = Lomustine; CTX = Cyclophosphamid; 5-FU = 5-Fluorouracil; Ifos. = Ifosfamid; MTX = Methotrexat; VCR = Vincristin; VR 16 = Etoposid)

Therapie		n	MÜZ (Mo.)	Überlebende (%)					Literatur
				1	2	3	4	5 Jahre	
Op <	CTX	32	–	–	28	22	16	–	Higgins,
	Ø	26	–	–	11	8	4	–	1972
Op <	VCR, MTX, Ifos	22	18	100	25	–	14	14	Konrad,
	Ø	21	6	38	19	–	14	14	1980
Op <	CCNU, Litalir	11	–	–	–	–	–	81	Shields,
	Ø	18	–	–	–	–	–	38	1982
Op <	CTX, MTX	9	17,8	–	–	–	–	22,2	Shields,
	CTX	6	7,7	–	–	–	–	16,7	1982
	Ø	3	8,8	–	–	–	–	–	
Op <	CTX, CCNU, 5-Fu, Velbe / CTX, CCNU, MTX / ADM, CTX, VCR / Ifos., VP 16	26	–	~65	33	33	–	33	Karrer, 1983
	Ø	14	–	~35	8	8	–	8	

zweiten Therapieansatz. Er sieht, besonders bei größerer Tumormasse, zunächst eine aggressive Chemotherapie und erst dann, also sekundär, die totale operative Entfernung allfälliger Tumorreste vor. Die bisher vorliegenden, allerdings nur präliminären, Ergebnisse sowie eigene kasuistische Erfahrungen lassen aber auch diesen Ansatz praktikabel und sinnvoll erscheinen (Comis et al., 1984; Gatzemeier et al., 1983; Ginsberg et al., 1983; Valdivieso et al., 1984b).

Kontrollparameter

Lokal

Die klinisch-röntgenologische Diagnostik stellt weiterhin die Grundlage zur Beurteilung des Therapieansprechens und zur Kontrolle des weiteren Krankheitsverlaufes dar. Allerdings dürften sich diesen Maßnahmen entziehende Resttumorverbände Ausgangspunkte für Rezidive sein. Zur Erfassung dieser okkulten Tumorherde sind, damit rechtzeitig individuelle Therapieentscheidungen getroffen werden können, unbedingt weiterführende diagnostische Maßnahmen notwendig. Neben der Erstellung verschiedener Tumormarkerprofile bieten sich als rein lokale Kontrollmaßnahmen die Fiberbronchoskopie und die Mediastinoskopie an. Mit beiden invasiven Methoden wird noch bei 15 bis 20% der sich in klinisch-röntgenologischer Vollremission befindenden Patienten Resttumorgewebe gefunden (Nakhosteen u. Niederle, 1983; Niederle et al., 1985; Sörenson, 1983). Zur Verifizierung eines auch pulmonalen Tumorrezidivs zeigte sich die Kontrollbronchoskopie dagegen weniger geeignet (Niederle et al., 1983). Deswegen erscheint es nicht sinnvoll, nach dem Erreichen einer kompletten Remission regelmäßig prophylaktisch (Ihde et al., 1978), sondern erst beim klinischen und labor-

chemischen Verdacht auf ein röntgenologisch nicht faßbares pulmonales Tumor-
rezidiv gezielt Kontrollbronchoskopien durchzuführen. Bedeutung kommt dabei
neben der Tumorlokalisation der nochmaligen Gewebeentnahme mit histologischer und möglichst auch zytologischer Aufarbeitung zu.

Systemisch

Häufiger als bei anderen Tumorträgern werden im Serum von Patienten mit ei-
nem kleinzelligen Bronchialkarzinom onkofetale Antigene (carcinoembryonales
Antigen 40–80%), biologisch aktive Amine und ektop produzierte Hormone
(Calcitonin 50–75%; adrenokortikotropes Hormon 30–45%, antidiuretisches
Hormon 30–40%) erhöht gefunden, während manifeste klinische Symptome wegen der in der Regel geringen Bioaktivität relativ selten auftreten (Cate et al.,
1984; Havemann u. Gropp, 1980; Johnson DH et al., 1984; Krauss et al., 1981;
Krischke et al., 1984; McKenzie et al., 1977; Richardson et al., 1978; Sculier et
al., 1984b; Waalkes et al., 1980). Die bisher erhobenen und häufig differenten Befunde lassen sich wie folgt darstellen: Die sogenannten Tumormarker können im
Einzelfall nicht nur das Ansprechen auf die Induktionstherapie widerspiegeln,
sondern auch dem klinisch faßbaren Rezidiv mit ihrem erneuten Anstieg um Monate vorausgehen (Abb. 5). Insgesamt läßt sich von den prätherapeutischen Se-
rumwerten jedoch kein eindeutiger Rückschluß auf das Krankheitsstadium
(Abb. 6a, b) und schon gar nicht auf das Therapieansprechen und damit die Prognose ableiten (Abb. 7a, b). Es muß abgewartet werden, ob durch die Bestimmung neuerer Parameter (z. B. neurospezifische Enolase, L-Dopa-Decarboxy-
lase, Kreatinkinase-BB, Bombesin, tumorspezifische Antigene) nicht nur zusätzliche und klinisch relevante Informationen über den Krankheitsverlauf gewonnen

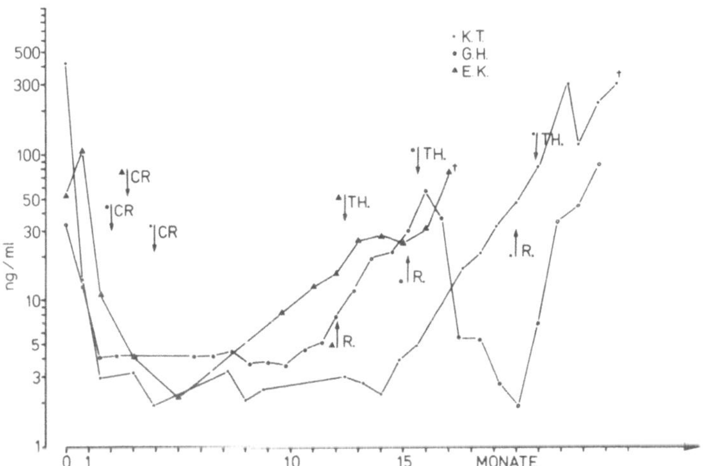

Abb. 5. CEA-Serumspiegel bei 3 Patienten mit einem kleinzelligen Bronchialkarzinom (*CR* =
Eintritt der kompletten Remission; *R.* = Zeitpunkt des klinisch faßbaren Rezidivs; *TH.* = Beginn
der Rezidivtherapie)

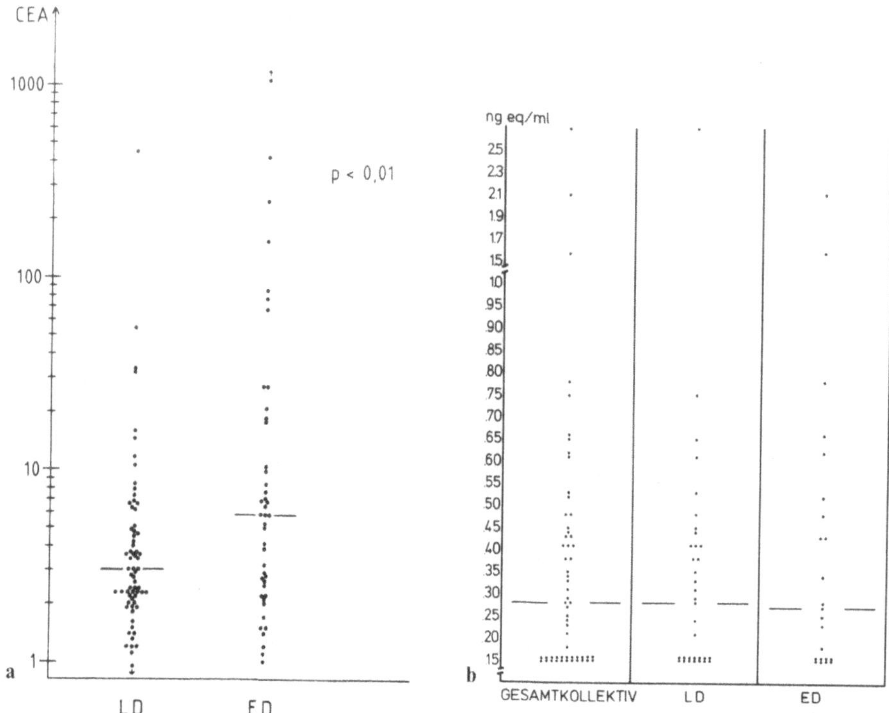

Abb. 6a. CEA-Werte vor Therapiebeginn bei 112 Patienten mit einem kleinzelligen Bronchialkarzinom – *LD* = „limited disease", n = 67; *ED* = „extensive disease", n = 45. (Nach Krischke et al., 1984)

Abb. 6b. Parathormontiter vor Therapiebeginn bei 57 Patienten mit einem kleinzelligen Bronchialkarzinom

(Carney et al., 1982, 1984; Cowan et al., 1984; Johnson DH et al., 1984; Maubach et al., 1984; Waalkes et al., 1983), sondern auch Beiträge zur möglichst frühen Erfassung pathologischer Veränderungen geleistet werden können.

In-vitro-Teste

Darüber hinaus erscheint es unbedingt angezeigt, daß zum Teil schon seit langem etablierte Labormethoden in größerem Umfang in die Klinik eingeführt werden. Dazu gehört besonders der Versuch einer schon prätherapeutischen Bestimmung von Zytostatika-Sensibilitäten oder Resistenzen – wobei zur Zeit besonders der Heterotransplantation menschlicher Tumoren in immuninkompetente „nackte Mäuse" und den zellbiologischen Testverfahren, sog. Tumorstammzellassays, eine relevantere Aussagemöglichkeit zugerechnet werden muß (Carney et al., 1983, 1984; Cowan et al., 1984; Hamburger u. Salmon, 1977; Osieka, 1984; Taeth et al., 1982; Von Hoff et al., 1981). Weiterhin dürfte der Ent-

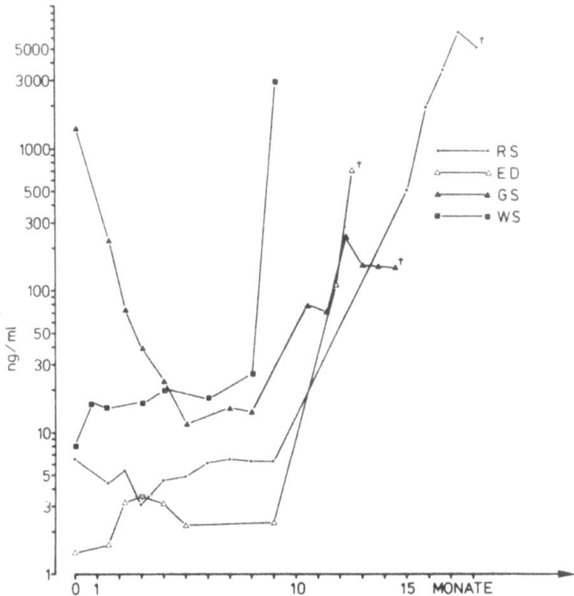

Abb. 7a. CEA-Serumprofile bei 4 Patienten während und nach zytostatischer Kombinations-Chemotherapie

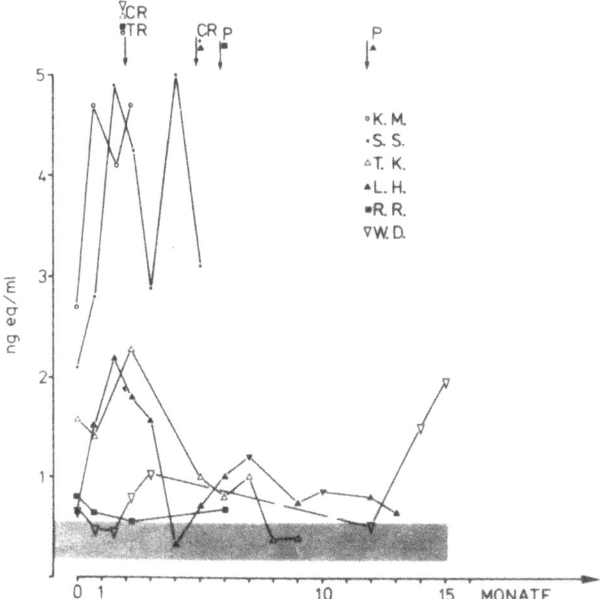

Abb. 7b. Parathormon-Serumprofile bci 6 Patienten mit erhöhten prätherapeutischen Werten. Die Pfeile markieren die Zeitpunkte, zu denen die jeweiligen Patienten eine Vollremission (*CR*) oder Teilremission (*TR*) erreicht hatten. *P* = Zeitpunkt des schon erreichten Krankheitsprogresses. Dunkle Fläche = Normbereich

wicklung monoklonaler Antikörper eine wichtige Bedeutung sowohl zur Verbesserung von Diagnostik und Stadieneinteilung als möglicherweise auch zur Behandlung (Ball et al., 1984; Cuttitta et al., 1981; Koutcher et al., 1984; Tong et al., 1984) zukommen.

Literatur

Abeloff MD, Ettinger DS, Order SE, Khouri N, Mellits ED, Dorschel NT, Baumgardner R (1981) Intensive induction chemotherapy in 54 patients with small cell carcinoma of the lung. Cancer Treat Rep 65:639–646

Aisner K, Whitacre M, van Echo DA, Wiernik PH (1982) Combination chemotherapy for small cell carcinoma of the lung: continuous versus alternating non-cross-resistant combinations. Cancer Treat Rep 66:221–230

Alberto P, Brunner KW, Martz G, Obrecht J-P, Sonntag RW (1976) Treatment of bronchogenic carcinoma with simultaneous or sequential combination chemotherapy, including methotrexate, cyclophosphamide, procarbazine and vincristine. Cancer 38:2208–2216

Alexander M, Glatstein EJ, Gordon DS, Daniels JR (1977) Combined modality treatment for oat cell carcinoma of the lung: a randomized trial. Cancer Treat Rep 61:1–6

Allan SG, Gregor A, Cornbleet MA, Leonard RCF, Smyth JF, Grant IWB, Crompton GK (1984) Phase II trial of vindesine and VP 16–213 in the palliation of poor-prognosis patients and elderly patients with small cell lung cancer. Cancer Chemother Pharmacol 13:106–108

Anderson G, Bowyer F, Williams L (1981) Oral VP-16-213 in advanced bronchogenic carcinoma and toxic effects when combined with methotrexate. Thorax 35:462–464

Aroney RS, Bell DR, Chan WK, Dalley DN, Levi JA (1982) Alternating non-cross-resistant combination chemotherapy for small cell anaplastic carcinoma of the lung. Cancer 49:2449–2454

Auerbach O, Garfinkel L, Parks VR (1975) Histologic type of lung cancer in relation to smoking habits, year of diagnosis and sites of metastases. Chest 67:382–387

Azzopardi JG (1959) Oat-cell carcinoma of the bronchus. J Path Bact 78:513–519

Baglan RJ, Marks JE (1981) Comparison of symptomatic and prophylactic irradiation of brain metastases from oat cell carcinoma of the lung. Cancer 47:41–45

Bakker W; Nijhuis-Heddes JMA, van Oosterom AT, Noordijk EM, Hermans J, Dijkman JH (1984) Combined modality treatment of short duration in small cell lung cancer. Eur J Cancer Clin Oncol 20:1033–1037

Ball ED, Graziano RF, Pettengill OS, Sorenson GD, Fanger NW (1984) Monoclonal antibodies reactive with small cell carcinoma of the lung. J Natl Cancer Inst 72:593–598

Batist G, Ihde DC, Zabell A, Lichter AS, Veach SR, Cohen MH, Carney DN, Bunn PA (1983) Small cell carcinoma of the lung: reinduction therapy after late relapse. Ann Intern Med 98:472–474

Baudrexl A, Wilde I sen, Eule H, Dippmann A, Haenselt V, Baudrexl R, Bieselt R, Brethner J, Haupt R, Wilde I jun (1984) Die chirurgische Behandlung des kleinzelligen Bronchialkarzinoms. Arch Geschwulstforsch 54:61–67

Becker H, Borst HG, Brieler HS, Dahm P, Dalichau H, Donhöfer A, Hegemann G, Junginger TH, Kessler E, Kümmerle F, Mühe E, Pichlmaier H, Reidemeister JC, Reusch G, Satter P, Savic B, Sommerwerck D, Schotte JF, Schwaiger R, Stöhr U, Strothmann A, Täger B, Timm D, Ungeheuer E, Viereck R, Wache H, Wassner UJ, Zierott G (1976) Ergebnisse der operativen Behandlung des Bronchialkarzinoms. Dtsch Med Wochenschr 101:1553–1557

Bensch KG, Corrin B, Pariente R, Spencer H (1968) Oat-cell carcinoma of the lung. Its origin and relationship to bronchial carcinoid. Cancer 22:1163–1172

Bergsagel DE, Jenkin RDT, Pringle JF, White DM, Fetterly JCM, Klaassen DJ, McDermot RSR (1972) Lung cancer: clinical trial of radiotherapy alone vs. radiotherapy plus cyclophosphamide. Cancer 30:621–627

Bhuchar VK, Lanzotti VJ (1972) High-dose cisplatin for lung cancer. Cancer Treat Rep 66:375–376

Bleehen NM, Jones DH, Slater AJ (1982) High dose human lymphoblastoid interferon in the treatment of small cell carcinoma of bronchus. III. World Conference on Lung Cancer, Tokyo 1982; Abstracts, S. 161

Bleehen NM, Bunn PA, Cox JD, Dombernowsky P, Fox RM, Høst H, Joss R, White JE, Wittes RE (1983) Role of radiation therapy in small cell anaplastic carcinoma of the lung. Cancer Treat Rep 67:11–19

Bohndorf W, Richter E (1979) Ergebnisse nach 2-Serien-Bestrahlung des Bronchialkarzinoms. Strahlentherapie 155:596–600

Bondy PK, Gilby ED (1982) Endocrine function in small cell undifferentiated carcinoma of the lung. Cancer 50:2147–2153

Brigham BA, Bunn PA, Minna JD, Cohen MH, Ihde DC, Shackney SE (1978) Growth rates of small cell bronchogenic carcinomas. Cancer 42:2880–2886

Broder LE, Cohen MH, Selawry OS (1977) Treatment of bronchogenic carcinoma. II. Small cell. Cancer Treat Rev 4:219–260

Brower M, Ihde DC, Johnston-Early A, Bunn PA Jr, Cohen MH, Carney DN, Makuch RW, Matthews MJ, Radice PA, Minna JD (1983) Treatment of extensive stage small cell bronchogenic carcinoma. Effects of variation in intensity of induction chemotherapy. Am J Med 75:993–1000

Bunting N, Bonomi P, O'Reilly W, Vogl S, Creech R, Ruckdeschel J, Stolbach L, Ettinger D (1984) Prognostic factors in patients with small cell bronchogenic carcinoma treated on an ECOG phase II trial. Proc Am Soc Clin Oncol 3:228 (C-891)

Burdon JGW, Sinclair RA, Henderson MM (1979) Small cell carcinoma of the lung. Prognosis in relation to histologic subtype. Chest 76:302–304

Burgess RE, Burgess VF, Dibella NJ (1979) Brain metastases in small cell carcinoma of the lung. J Am Med Assoc 242.2084–2086

Byhardt RW, Cox JD (1983) Is chest radiotherapy necessary in any or all patients with small cell carcinoma of the lung? Cancer Treat Rep 67:209–215

Byhardt RW, Libnoch JA, Cox JD, Holoye PY, Kun L, Komaki R, Clowry L (1981) Local control of intrathoracic disease with chemotherapy and role of prophylactic cranial irradiation in small-cell carcinoma of the lung. Cancer 47:2239–2246

Campobasso O, Invernizzi B, Musso M, Berrino F (1974) Survival rates of lung cancer according to histological type. Br J Cancer 29:240–246

Carney DN, Marangos PJ, Ihde DC, Bunn PH Jr, Cohen MH, Minna JD, Gazdar AF (1982) Serum neuron-specific enolase: a marker for disease extent and response to therapy of small-cell lung cancer. Lancet 1:583–585

Carney DN, Broder L, Edelstein M, Gazdar AF, Hansen M, Havemann K, Matthews MJ, Sorenson GD, Videløv L (1983) Experimental studies of the biology of human small cell lung cancer. Cancer Treat Rep 67:27–35

Carney DN, Gazdar AF, Nau M, Little, C, Minna JD (1984) Two distinct classes of tumor cells cultured from patients with small cell lung cancer. Proc Am Soc Clin Oncol 3:218 (C-851)

Carr DT, Childs DS Jr, Lee RE (1972) Radiotherapy plus 5-FU compared to radiotherapy alone for inoperable and unresectable bronchogenic carcinoma. Cancer 29:375–380

Catane R, Lichter A, Lee YJ, Brereton HD, Schwade JD, Glatstein E (1981) Small cell lung cancer: analysis of treatment factors contributing to prolonged survival. Cancer 48:1936–1943

Cate CC, Douple EB, Andrews KM, Pettengill OS, Curphey TJ, Sorenson GD, Maurer LH (1984) Calcitonin as an indicator of the response of human small cell carcinoma of the lung cells to drugs and radiation. Cancer Res 44:949–954

Cavalli F, Sonntag RW, Jungi F, Senn HJ, Brunner KW (1978) VP-16-213 monotherapy for remission induction of small cell lung cancer: a randomized trial using three dosage schedules. Cancer Treat Rep 62:473–475

Cavalli F, Goldhirsch A, Siegenthaler P, Kaplan S, Beer M (1980) Phase-II study with cis-dichlorodiammineplatinum (II) in small cell anaplastic bronchogenic carcinoma. Eur J Cancer 16:617–621

Chahinian P (1972) Relationship between tumor doubling time and anatomoclinical features in 50 measurable pulmonary cancers. Chest 61:340–345

Chahinian AP, Ware JH, Zimmer B, Comis RL, Perry MC, Hirsh Y, Skarin AT, Raich PC, Weiss RB, Carey RW (1984) Evaluation of anticoagulation with warfarin and of alternating chemotherapy in extensive small cell cancer of the lung. Proc Am Soc Clin Oncol 3:225 (C-879)

Chak LY, Daniels JR, Sikic BI, Torti FM, Lockbaum P, Carter SK (1982) Patterns of failure in small cell carcinoma of the lung. Cancer 50:1857–1863

Choi CH, Carey RW (1976) Small cell anaplastic carcinoma of lung. Reappraisal of current management. Cancer 37:2651–2657

Cohen MH (1983) Is thoracic radiation therapy necessary for patients with limited-stage small cell lung cancer? No. Cancer Treat Rep 67:217–221

Cohen MH, Broder LE, Fossieck BE, Ihde DC, Minna JD (1977) Phase II clinical trial of weekly administration of VP-16-213 in small cell bronchogenic carcinoma. Cancer Treat Rep 61:489–490

Cohen MH, Ihde DC, Bunn PA Jr, Fossieck BE Jr, Matthews MJ, Shackney SE, Johnston-Early A, Makuch R, Minna JD (1979) Cyclic alternating combination chemotherapy for small cell bronchogenic carcinoma. Cancer Treat Rep 63:163–170

Comis R, Meyer J, Ginsberg S, Poiesz B, DiFino S, Gullo J (1984) The impact of TNM stage on results with chemotherapy and adjuvant surgery in small cell lung cancer Proc Am Soc Clin Oncol 3:226 (C-884)

Cornbleet M, Gregor A, Allan S, Leonard R, Smyth J (1984) High dose melphalan as consolidation therapy for good prognosis patients with small cell carcinoma of bronchus. Proc Am Soc Clin Oncol 3:210 (C-820)

Costanzi JJ, Gagliano R, Loukas D, Panettiere FJ, Hokanson JA (1978) Ifosfamide in the treatment of recurrent or disseminated lung cancer. A phase II study of two dose schedules. Cancer 41:1715–1719

Cowan B, Poiesz B, Carney D, Catino J, Bradley E, Issel B, Comis R (1984) Small cell lung cancer cell cultures derived from primary tumors following chemotherapy response. Proc Am Soc Clin Oncol 3:198 (C-773)

Cox JD, Yesner R, Mietlowski W, Petrovich Z (1979) Influence of cell type on failure pattern after irradiation for locally advanced carcinoma of the lung. Cancer 44:94–98

Cox JD, Komaki R, Eisert DR (1980) Irradiation for inoperable carcinoma of the lung and high performance status. J Am Med Assoc 244:1931–1933

Craig J, Jackson D, Moody D, Pope E, Cruz J, Hopkins J, White D, Richards F, Muss H, Stuart J, Zekan P, Cooper M, Spurr C, Capizzi R, Atkins J, Powell B (1984) Prospective evaluation of changes in computerized cranial tomography in patients with small cell carcinoma treated with chemotherapy and cranial irradiation. Proc Am Soc Clin Oncol 3:224 (C-875)

Creech RH, Stanley K, Vogl SE, Ettinger DS, Bonomi PD, Salazar O (1982) Phase II study of cisplatin, maytansine, and chlorozotocin in small cell lung carcinoma (EST 2578). Cancer Treat Rep 66:1417–1419

Creech RH, Tritchler D, Ettinger DS, Ferraro JA, Ruckdeschel JC, Vogl SE, Woll J (1984) Phase II study of PALA, amsacrine, teniposide and zinostatin in small cell lung carcinoma (EST 2579). Cancer Treat Rep 68:1183–1184

Cuttitta F, Rosen S, Gazdar AF, Minna JD (1981) Monoclonal antibodies that demonstrate specificity for several types of human lung cancer. Proc Natl Acad Sci USA 78:4591–4595

Daugaard G, Hansen HH, Rørth M (1984) Phase II study of vindesine, cisplatin and hexamethylmelamine (VCH) in small cell carcinoma of the lung. Cancer Treat Rep 68:1179–1181

DeJager R, Longeval E, Klastersky J (1980) High-dose cisplatin with fluid and mannitol-induced diuresis in advanced lung cancer: a phase II clinical trial of the EORTC Lung Cancer Working Party (Belgium). Cancer Treat Rep 64:1341–1346

Dillman RO, Taetle R, Seagren S, Royston I, Koziol J, Mendelsohn J (1982) Extensive disease small cell carcinoma of the lung. Trial of non-cross resistant chemotherapy and consolidation radiotherapy. Cancer 49:2003–2008

Dombernowsky P, Sörenson S, Aisner J, Hansen HH (1979) Cis-dichlorodiammineplatinum (II) in small cell anaplastic bronchogenic carcinoma: a phase II study. Cancer Treat Rep 63:534–545

Eagan RT, Lee RE, Frytak S, Ingle JN, Creagan ET (1980) Combination chemotherapy with and without cis-diamminedichloroplatinum (II) plus thoracic radiation therapy for limited small cell lung cancer. Proc Am Assoc Cancer Res 21:131 (523)

Eagan RT, Frytak S, Nichols WC, Ingle JN, Creagan ET, Kvols LK (1981) Cyclophosphamide and VP-16-213 with or without cisplatin in squamous cell and small cell lung cancer. Cancer Treat Rep 65:453–458

Edmonson JH, Lagakos SW, Selawry OS, Perlia CP, Bennett JM, Muggia FM, Wampler G, Brodovsky HS, Horton J, Colsky J, Mansour EG, Creech R, Stolbach L, Greenspan EM, Levitt M, Israel L, Ezdinli EZ, Carbone PP (1976) Cyclophosphamide and CCNU in the treatment of inoperable small cell carcinoma and adenocarcinoma of the lung. Cancer Treat Rep 60:925–932

Einhorn LH, Williams SD, Loehrer PJ (1984) Platinum + VP-16 chemotherapy for refractory small cell lung cancer. Proc Am Assoc Cancer Res 25:174 (689)

Emami B, Munzenrider JE, Lee DJ, Rene JB (1979) Radical radiation therapy of advanced lung cancer. Evaluation of prognostic factors and results of continuous and split course treatment. Cancer 44:446–456

Ernst P, Olesen BK, Nissen MH, Hokland P, Justesen J, Hansen HH (1984) In vivo effect of recombinant interferon alpha (IFN) in patients with lung cancer. Proc Am Soc Clin Oncol 3:66 (C-258)

Evans WK, Osoba D, Feld R, Shepherd FA, Bazos M, DeBoer G (1984) VP-16 and cisplatin for small cell lung cancer after failure of induction chemotherapy. Proc Am Soc Clin Oncol 3:222 (C-868)

Eyben F von, Arwidi Å, Mattsson W (1980) VP-16 213 in small cell carcinoma of the lung. In: Hansen HH, Dombernowsky P (eds): Abstracts II. World Conference on Lung Cancer. Excerpta medica, Amsterdam-Oxford, Princeton, p 227

Farha P, Spitzer G, Valdivieso M, Dicke KA, Zander A, Dhingra HM, Minnhaar G, Vellekoop L, Verma DS, Umsawasdi T, Chiuten D (1983) High-dose chemotherapy and autologous bone marrow transplantation for the treatment of small cell lung carcinoma. Cancer 52:1351–1355

Feld R, Evans WK, DeBoer G, Quirt IC, Shepherd FA, Yeoh JL, Pringle JF, Payne DG, Herman JG, Chamberlain D, Brown TC, Baker MA, Myers R, Blackstein ME, Pritchard KI (1984) Combined modality induction therapy without maintenance chemotherapy for small cell carcinoma of the lung. J Clin Oncol 2:294–304

Fox RM, Woods RL, Brodie GN, Tattersall MHN (1980) A randomized study: small cell anaplastic lung cancer treated by combination chemotherapy and adjuvant radiotherapy. Int J Radiat Oncol Biol Phys 6:1083–1085

Fox W, Scadding JG (1973) Medical Research Council comparative trial of surgery and radiotherapy for primary treatment of small-celled or oat-celled carcinoma of bronchus. Ten-year follow-up. Lancet 2:63–65

Freise G, Gabler A, Liebig S (1973) Bronchial carcinoma and long-term survival. Retrospective study of 433 patients who underwent resection. Thorax 33:228–234

Gatzemeier U (1983) Mehrjährige Verlaufsbeobachtung und Ergebnisse nach Chemotherapie (ACO) des kleinzelligen Bronchialkarzinoms. Prax Klin Pneumol 37:144–147

Ginsberg RJ, Shepherd FA, Evans WK, Feld R, Cooper JD, Ilves R, Todd TRJ, Pearson FG, Waters PF, Baker MA (1983) Chemotherapy followed by adjuvant surgery in the treatment of limited small cell carcinoma (SCLC). 13th International Congress of Chemotherapy, Vienna. Proceedings, Vol 11, part 228, pp 14–18

Glode LM, Robinson WA, Hartmann DW, Klein JJ, Thomas MR, Morton N (1982) Autologous bone marrow transplantation in the therapy of small cell carcinoma of the lung. Cancer Res 42:4270–4275

Goldhirsch A, Joss R, Sonntag RW, Brunner KW (1980) Vindesin, ein neues Zytostatikum aus der Reihe der Vinca-Alkaloide. Dtsch Med Wochenschr 105:931–935

Goldie JH, Coldman AJ, Gudauskas GA (1982) Rationale for the use of alternating non-cross-resistant chemotherapy. Cancer Treat Rep 66:439–449

Goldsweig HG, Edgerton F, Redden SC, Takita H, DeLa Garza JG, Bisel HF (1982) Hexamethylmelamine as a single agent in the treatment of small-cell carcinoma of the lung. Am J Clin Oncol 5:267–272

Greco FA, Einhorn LH, Hande KR, Oldham RK (1979a) Phase II studies in resistant small cell lung cancer. Proc Am Assoc Cancer Res, Am Soc Clin Oncol 20:28

Greco FA, Richardson RL, Snell JD, Stroup SL, Oldham RK (1979b) Small cell lung cancer. Complete remission and improved survival. Am J Med 66:625–630

Greschuchna D, Maaßen W (1980) The importance of histological classification and tumor staging for prognosis after resection of bronchial carcinoma. Thorac Cardiovasc Surg 28:115–119

Gropp C, Havemann K, Scheuer A (1980) Ectopic hormones in lung cancer patients at diagnosis and during therapy. Cancer 46:347–354

Hamburger AW, Salmon SE (1977) Primary bioassay of human tumor stem cells. Science 197:461–463

Hansen HH, Dombernowsky P, Hirsch FR (1978) Staging procedures and prognostic features in small cell anaplastic bronchogenic carcinoma. Semin Oncol 5:280–287

Hansen HH, Dombernowsky P, Hansen HS, Rørth M (1979) Chemotherapy versus chemotherapy plus radiotherapy in regional small-cell carcinoma of the lung. A randomized trial. Proc Am Assoc Cancer Res, Am Soc Clin Oncol 20:277 (1124)

Hansen HH, Dombernowsky P, Hirsch FR, Hansen M, Rygård J (1980) Prophylactic irradiation in bronchogenic small cell anaplastic carcinoma. A comparative trial of localized versus extensive radiotherapy including prophylactic brain irradiation in patients receiving combination chemotherapy. Cancer 46:279–284

Hansen M, Hirsch F, Dombernowsky P, Hansen HH (1977) Treatment of small cell anaplastic carcinoma of the lung with the oral solution of VP-16-213 (NSC 141540, 4′-demethylepipodophyllotoxin 9-(4,6-0-ethylidene-β-d-glucopyranoside). Cancer 40:633–637

Hattori S, Matsuda M, Tateishi R, Nishihara H, Horai T (1972) Oat-cell carcinoma of the lung. Clinical and morphological studies in relation to its histogenesis. Cancer 30:1014–1024

Havemann K, Gropp C (1980) Ektope Hormonproduktion beim kleinzelligen Bronchialkarzinom. Biologische und immunologische Aspekte. Internist 21:84–94

Havemann K, Harms V, Gropp C, Holle R, Victor N, Drings P, Manke HG, Bayer G, Dirks P, Georgii A, Mende S, Graubner M, Hans K, Heim M, Pfannschmidt G, Schroeder M, Thomas C, Wehr E, Weiß J, Mitrou PS, Diehl V (1984) Randomized trial comparing sequential combination chemotherapy with cyclic alternating chemotherapy in small cell lung cancer. Proc Am Soc Clin Oncol 3:232 (C-908)

Havsteen H, Sörenson S, Rørth M, Dombernowsky P, Hansen HH (1981) 5-Fu in the treatment of small cell anaplastic carcinoma of the lung: a phase II trial. Cancer Treat Rep 65:123–125

Heilmann H-P, Doppelfeld E, Fernholz H-J, Birkner R, Schlicker H, Becker G, Gordon-Harris L, Hackl A, Sager WD, Jentsch F, Kraft W, Bünemann H, Horstmann W, Hassenstein E, Kuttig H, Wieland C, Schmidt N, Müller A, Quäck J, Buchelt L, Heß F, Koop EA, Lieven H von, Heinze HG, Castrup W, Wannenmacher M, Rey G, Voss A-C, Nüse A, Eibach E, Grund W, Bohndorf W, Schindler G (1976) Ergebnisse der Strahlenbehandlung des Bronchialkarzinoms. Dtsch Med Wochenschr 101:1557–1562

Higgins GA (1972) Use of chemotherapy as an adjuvant to surgery for bronchogenic carcinoma. Cancer 30:1383–1387

Higgins GA, Shields TW, Keehn RJ (1975) The solitary pulmonary nodule. Ten-year follow-up of Veterans Administration-Armed Forces cooperative study. Arch Surg 110:570–575

Hirsch FR, Matthews MJ, Yesner R (1982) Histopathologic classification of small cell carcinoma of the lung. Comments based on an interobserver examination. Cancer 50:1360–1366

Hirsch FR, Østerlind K, Hansen HH (1983) The prognostic significance of histopathologic subtyping of small cell carcinoma of the lung according to the classification of the World Health Organization. A study of 375 consecutive patients. Cancer 52:2144–2150

Holoye PY, Libnoch JA, Byhardt RW, Cox JD (1982) Integration of chemotherapy and radiation therapy for small cell carcinoma of the lung. Int J Radiat Oncol Biol Phys 8:1593–1596

Holsti LR, Mattson K (1980) A randomized study of split-course radiotherapy of lung cancer: long term results. Int J Radiat Oncol Biol Phys 6:977–981

Horai T, Sone H, Takenaga A, Ikegami H, Matsuda M, Hattori S (1981) Cytologic characteristics of oatcell carcinoma of the lung in relation to the effect of chemotherapy. Cancer 47:22–26

Høst H (1973) Cyclophosphamide (NSC-26271) as adjuvant to radiotherapy in the treatment of unresectable bronchogenic carcinoma. Cancer Chemother Rep part 3, 4(2) 161–164

Hyde L, Yee J, Wilson R, Patno ME (1965) Cell type and the natural history of lung cancer. J Am Med Assoc 193:52–54

Ihde DC, Cohen MH, Bernath AM, Matthews MJ, Bunn PA, Minna JD (1978) Serial fiberoptic bronchoscopy during chemotherapy for small cell carcinoma of the lung. Chest 74:531–536

Ihde DC, Johnston-Early A, Carney DN, Cohen MH, Bunn PA, Pelsor FR, Minna DJ (1982) Lack of efficacy of high-dose methotrexate by 30-hour infusion in patients with progressive small cell carcinoma of the lung. Cancer Treat Rep 66:1223–1225

Ihde DC, Lichter AS, Deisseroth AB, Bunn PA, Carney DN, Cohen MH, Makuch RW, Johnston-Early A, Minna JD (1983) Late intensive combined modality therapy with autologous bone marrow infusion in extensive stage small cell lung cancer. 13th International Congress of Chemotherapy, Vienna. Proceedings, Vol 15, part 281, pp 5–8

Ihde DC, Bunn PA, Lichter AS, Cohen MH, Makuch RW, Carney DN, Johnston-Early A, Minna JD, Glatstein E (1984) Randomized trial of chemotherapy with or without adjuvant chest irradiation in limited stage small cell lung cancer (SCLC). Abstracts – 4th International Conference on the Adjuvant Therapy of Cancer, Tucson, 36 (22)

Jackson DV, Richards II F, Cooper R, Ferree C, Muss HB, White DR, Spurr CL (1977) Prophylactic cranial irradiation in small cell carcinoma of the lung. A randomized study. J Am Med Assoc 237:2730–2733

Jackson D, Caponera M, Muss H, Rudnick S, Spurr C, Capizzi R (1984) Interferon alpha$_2$ (rIFN-alpha$_2$) in advanced small cell carcinoma of the lung. Proc Am Soc Clin Oncol 3:226 (C-885)

Johnson DH, Wolff SN, Hande KR, Hainsworth JD, Fer MF, Greco FA (1983) High-dose VP-16-213 treatment of extensive small cell lung cancer. Proc Am Soc Clin Oncol 2:193 (C-754)

Johnson DH, Hande KR, Marangos PJ, Forbes JT, Greco FA (1984) Serum neuron specific enolase (NSE), a possible biomarker for small cell lung cancer. Proc Am Assoc Cancer Res 25:156 (616)

Johnson RE, Brereton HD, Kent CH (1976) Small-cell carcinoma of the lung: attempt to remedy causes of past therapeutic failure. Lancet 2:289–291

Joss RA, Obrecht J-P, Jungi WF, Alberto P, Sauter C, Cavalli F (1984) Phase II study of vindesine and hexamethylmelamine in patients with relapsing small cell carcinoma of the lung. Cancer Chemother Pharmacol 13:148–149

Jungi WF, Senn HJ, Beckmann C, Flury R, Frei P, Holdener E (1975) Therapeutische Erfahrungen mit dem neuen Podophyllotoxinderivat VP 16-213 bei menschlichen malignen Tumoren. Schweiz Med Wochenschr 105:1365–1369

Karrer K, Denck H, Pridun N, Zwintz E, Coop. Group (1983) Combination of early surgery for cure and polychemotherapy in small-cell bronchial carcinoma. 13th International Congress of Chemotherapy, Vienna. Proceedings, Vol 11, part 228, pp 52–60

Kato Y, Ferguson TB, Bennett DE, Burford TH (1969) Oat cell carcinoma of the lung. A review of 138 cases. Cancer 23:517–524

Kessinger A, Foley JF, Lemon HM (1983) Therapeutic management of small cell lung cancer. Fewer toxic reactions with lower chemotherapeutic drug dosages. J Am Med Assoc 250:3188–3191

Kies MS, Mira J, Chen T, Livingston RB (1982) Value of chest radiation in limited small cell lung cancer after chemotherapy-induced complete disease remission. Proc Am Soc Clin Oncol 1:141 (C-546)

Klastersky J, Sculier JP, Debusscher L, EORTC Lung Cancer Working Party (Belgium) (1983) Late intensification in small cell lung cancer. 13th International Congress of Chemotherapy, Vienna. Proceedings, Vol 15, part 281, pp 42–44

Kokron O, Micksche M, Titscher R, Wrba H (1982) Ifosfamid versus Ifosfamid + CCNU in der Behandlung des inoperablen kleinzelligen Bronchuskarzinoms. Eine klinische Studie. Onkologie 5:56–59

Komaki R, Cox JD, Whitson W (1981) Risk of brain metastasis from small cell carcinoma of the lung related to length of survival and prophylactic irradiation. Cancer Treat Rep 65:811–814

Konrad RM, Ammedick U, Bläute R (1980) Soll das kleinzellige Bronchialkarzinom operiert werden? Med Welt 31:1087–1091

Koutcher J, Burt C, Teicher B, Brady T, Speak J, Bernal S (1984) Detection of small cell carcinoma with monoclonal antibody and fluorine NMR spectroscopy. Proc Am Assoc Cancer Res 25:258 (1021)

Krauss S, Macy S, Ichiki AT (1981) A study of immunoreactive calcitonin (CT), adrenocorticotropic hormone (ACTH) and carcinoembryonic antigen (CEA) in lung cancer and other malignancies. Cancer 47:2485–2492

Krischke W, Niederle N, Schütte J, Pfeiffer R, Seeber S, Schmidt CG (1984) Serial serum determinations of carcinoembryonic antigen (CEA) in small cell lung cancer: is there any clinical relevance? J Cancer Res Clin Oncol 107 [Suppl]:34 (8/1 GA)

Laing AH, Berry RJ, Newman CR, Smith P (1975) Treatment of small-cell carcinoma of bronchus. Lancet 1:129–132

Lanzotti VJ, Thomas DR, Boyle LE, Smith TL, Gehan EA, Samuels ML (1977) Survival with inoperable lung cancer. An integration of prognostic variables based on simple clinical criteria. Cancer 39:303–313

Lee JS, Lee YY, Umsawasdi T, Welch S, Kalter S, Farha P, Murphy WK, Valdivieso M (1984) Neurotoxicity in long term survivors of small cell lung cancer. Proc Am Soc Clin Oncol 3:220 (C-859)

Levenson RM Jr, Ihde DC, Huberman MS, Cohen MH, Bunn PA, Minna JD (1981) Phase II trial of cisplatin in small cell carcinoma of the lung. Cancer Treat Rep 65:9–10

Lininger TR, Fleming TR, Eagan RT (1981) Evaluation of alternating chemotherapy and sites and extent of disease in extensive small cell lung cancer. Cancer 48:2147–2153

Livingston RB, Moore TN, Heilbrun L, Bottomley R, Lehane D, Rivkin SE, Thigpen T (1978) Small-cell carcinoma of the lung: combined chemotherapy and radiation. A. Southwest Oncology Group study. Ann Intern Med 88:194–199

Livingston RB, Stephens RL, Bonnet JD, Grozea PN, Lehane DE (1984) Long-term survival and toxicity in small cell lung cancer. Southwest Oncology Group Study. Am J Med 77:415–417

Looper JD, Einhorn LH, Garcia SA, Hornback NB, Vincent B, Williams SD (1984) Severe neurologic problems following successful therapy for small cell lung cancer. Proc Am Soc Clin Oncol 3:231 (C-903)

Lowenbraun S, Bartolucci A, Smalley RV, Lynn M, Krauss S, Durant JD and the Southeastern Cancer Study Group (1979) The superiority of combination chemotherapy over single agent chemotherapy in small cell lung carcinoma. Cancer 44:406–413

Matthews MJ (1983) Small cell carcinoma of the lung; influence of cell subtype in response to therapy. 13th International Congress of Chemotherapy, Vienna. Proceedings, Vol 11, part 228, pp 1–7

Matthews MJ, Kanhouwa S, Pickren J, Robinette D (1973) Frequency of residual and metastatic tumor in patients undergoing curative surgical resection for lung cancer. Cancer Chemother Rep part 3, 4(2):63–67

Mattson K, Niiranen A, Holsti LR, Andersson L, Gröhn P, Cantell K (1982) High-dose human leukocyte interferon (IFN) as induction treatment for small cell lung cancer (SCLC). III. World Conference on Lung Cancer, Tokyo 1982, Abstracts, 161

Mattson K, Holsti LR, Niiranen A, Pyrhönen S, Holsti P, Cantell K (1984) Maintenance interferon vs. maintenance chemotherapy following induction chemotherapy and consolidation radiotherapy in small cell lung cancer. Proc Am Soc Clin Oncol 3:18 (C-185)

Maubach PA, Holste R, Emmerich B, Ågilvie A, Präuer HW, Rastetter J (1984) Glycoprotein pattern of small-cell anaplastic carcinomas of the lung and their urinary excretion during chemotherapy. Blut 49:229 (24)

Maurer LH, Tulloh M, Weiss RB, Blom J, Leone L, Glidewell O, Pajak TF (1980) A randomized combined modality trial in small cell carcinoma of the lung: comparison of combination chemotherapy-radiation therapy versus cyclophosphamide-radiation therapy effects of maintenance chemotherapy and prophylactic whole brain irradiation. Cancer 45:30–39

McKenzie CG, Evans IMA, Hillyard CJ, Hill P, Carter S, Tan MK, MacIntyre I (1977) Biochemical markers in bronchial carcinoma. Br J Cancer 36:700–707

McMahon LD, Herman TS, Manning MR, Dean JC (1979) Patterns of relapse in patients with small cell carcinoma of the lung treated with adriamycin-cyclophosphamide chemotherapy and radiation therapy. Cancer Treat Rep 63:359–362

Medical Research Council (1979) Radiotherapy alone or with chemotherapy in the treatment of small-cell carcinoma of the lung. Br J Cancer 40:1–10

Mehta C, Vogl SE (1982) Cycling non-cross resistant combination chemotherapy for small cell lung cancer in remission – 50% prolongation of remission duration without prolongation of survival and with enhanced toxicity. Proc Am Soc Clin Oncol 1:152 (C-591)

Meyer JA (1973) Growth rate versus prognosis in resected primary bronchogenic carcinomas. Cancer 31:1468–1472

Meyer JA, Comis RL, Ginsberg SJ, Ikins PM, Burke WA, King GA, Gullo JJ, DiFino SM, Tinsley RW, Parker FB Jr (1982) Phase II trial of extended indications for resection in small cell carcinoma of the lung. J Thorac Cardiovasc Surg 83:12–19

Mira JG, Livingston RB, Moore TN, Chen T, Batley F, Bogardus CR Jr, Considine B Jr, Mansfield CM, Schlosser J, Seydel HG (1982) Influence of chest radiotherapy in frequency and patterns of chest relapse in disseminated small cell lung carcinoma. A Southwest Oncology Group Study. Cancer 50:1266–1272

Mira JG, Kies MS, Chen T (1984) Influence of chest radiotherapy in response, remission duration, and survival in chemotherapy responders in localized small cell lung carcinoma: A Southwest Oncology Group Study. Proc Am Soc Clin Oncol 3:212 (C-827)

Morgan LR, Posey LE, Rainey J, Bickers J, Ryan D, Vial R, Hull EW (1981) Ifosfamide: a weekly dose fractionated schedule in bronchogenic carcinoma. Cancer Treat Rep 65:693–695

Mountain CF (1973) Keynote address on surgery in the therapy for lung cancer: surgical prospects and priorities for clinical research. Cancer Chemother Rep part 3, 4(2):19–24

Mountain CF (1974) Surgical therapy in lung cancer: biologic, physiologic, and technical determinants. Semin Oncol 1:253–258

Muggia FM, Chervu LR (1974) Lung cancer: diagnosis in metastatic sites. Semin Oncol 1:217–228

Muggia FM, Krezoski SK, Hansen HH (1974) Cell kinetic studies in patients with small cell carcinoma of the lung. Cancer 34:1638–1690

Murray N, Hadzic E, Shah A, Band P, Voss N, Van den Hoek J, Murphy K, Sparling T, Noble M (1984) Alternating chemotherapy and thoracic radiotherapy with concurrent cisplatin for limited stage small cell carcinoma of the lung (SCCL). Proc Am Soc Clin Oncol 3:214 (C-835)

Nakhosteen JA, Niederle N (1983) Small cell lung cancer. Serial bronchofiberscopy and photographic documentation – the bridge sign. Chest 83:12–16

Natale RB, Gralla RJ, Wittes RE (1981) Phase II trial of vindesine in patients with small cell lung carcinoma. Cancer Treat Rep 65:129–131

Neumann H, Fabricius H-A, Engelhard R (1982) Moderate whole-body hyperthermia in combination with chemotherapy in the treatment of small cell carcinoma of the lung: a pilot study. Natl Cancer Inst Monogr 61:427–429

Newman SJ, Hansen HH (1974) Frequency, diagnosis, and treatment of brain metastases in 247 consecutive patients with bronchogenic carcinoma. Cancer 33:492–496

Niederle N (1984) Sogenannte prophylaktische Therapie von Hirnmetastasen. In: Heyden HW von, Krauseneck P (Hrsg) Hirnmetastasen. Pathophysiologie, Diagnostik und Therapie. Akt. Onkol 13. W. Zuckschwerdt Verlag, München Bern Wien, S 187–198

Niederle N, Seeber S (1982) Zytostatische Behandlung der inoperablen und Nachbehandlung der operablen Bronchialkarzinome. Prax Pneumol 36:305–311

Niederle N, Krischke W, Schulz U, Schmidt CG, Seeber S (1982a) Untersuchungen zur kurzzeitigen Induktions- und zyklischen Erhaltungstherapie beim inoperablen kleinzelligen Bronchialkarzinom. Klin Wochenschr 60:829–838

Niederle N, Krischke W, Bremer K, Schmidt CG, Seeber S (1982b) Small-cell bronchogenic carcinoma – primary and relapse therapy with etoposide (VP-16), methotrexate and CCNU. Cancer Treat Rev [Suppl. A] 9:101–105

Niederle N, Nakhosteen JA, Maassen W, Seeber S (1983) Zur Bedeutung bronchofiberskopischer Therapiekontrollen beim inoperablen kleinzelligen Bronchialkarzinom. Prax Klin Pneumol 37:859–861

Niederle N, Schütte J, Schmidt CG, Seeber S (1984) Treatment of recurrent small cell lung carcinoma with vindesine and cisplatin. Cancer Treat Rep 68:791–792

Niederle N, Greschuchna D, Kasparek R, Schütte J, Schmidt CG (1985) Inoperable kleinzellige
   Bronchialkarzinome – Remissionskontrollen mittels Mediastinoskopie. Prax Klin Pneumol
   (im Druck)
Nissen NI, Dombernowsky P, Hansen HH, Larsen V (1976) Phase I clinical trial of an oral so-
   lution of VP-16-213. Cancer Chemother Rep 60:943–945
Nissen NI, Pajak TF, Leone LA, Bloomfield CD, Kennedy BJ, Ellison RR, Silver RT, Weiss
   RB, Cuttner J, Falkson G, Kung F, Bergevin PR, Holland JF (1980) Clinical trial of VP 16-
   213 (NSC 141540) i. v. twice weekly in advanced neoplastic disease. A study by the Cancer
   and Leukemia Group B. Cancer 45:232–235
Nõu E (1984) The natural five-year course in bronchial carcinoma. Epidemiologic results.
   Cancer 53:2211–2216
Osieka R, Seeber S, Schmidt CG (1984) Predictive tests in cancer chemotherapy. A reappraisal.
   Klin Wochenschr 62:203–212
Østerlind K, Dombernowsky P, Sørensen PG, Hansen HH (1981) Vindesine in the treatment of
   small cell anaplastic bronchogenic carcinoma. Cancer Treat Rep 65:245–248
Østerlind K, Sörenson S, Hansen HH, Dombernowsky P, Hirsch FR, Hansen M, Rørth M
   (1983) Continuous versus alternating combination chemotherapy for advanced small cell
   carcinoma of the lung. Cancer Res 43:6085–6089
Papac R, Bien R, Son Y, Kapp D, Yesner R (1984) Combined modality treatment of small cell
   lung cancer with cyclophosphamide, VP-16, methotrexate and high dose radiation. Proc Am
   Soc Clin Oncol 3:216 (C-844)
Pedersen AG, Sørenson S, Aabo K, Dombernowsky P, Hansen HH (1982) Phase II study of pro-
   carbazine in small cell carcinoma of the lung. Cancer Treat Rep 66:273–275
Perry MC, Eaton WL, Ware J, Zimmer B, Comis R, Chahinian AP, Skarin A, Carey R, Hirsh
   V (1984) Chemotherapy with or without radiation therapy in limited small cell cancer of the
   lung. Proc Am Soc Clin Oncol 3:230 (C-901)
Petrovich Z, Mietlowski W, Ohanian M, Cox J (1977) Clinical report on the treatment of locally
   advanced lung cancer. Cancer 40:72–77
Pettengill OS, Sorenson GD, Wurster-Hill DH, Curphey TJ, Noll WW, Cate CC, Maurer LH
   (1980) Isolation and growth characteristics of continuous cell lines from small-cell carcinoma
   of the lung. Cancer 45:906–918
Poplin EA, Aisner J, Van Echo DA, Whitacre M, Wiernik PH (1982) CCNU, vincristine, methotrexate, and procarbazine treatment of relapsed small cell lung carcinoma. Cancer Treat Rep
   66:1557–1559
Poplin E, Whitacre M, Thompson B, Aisner J (1984) Small cell carcinoma of the lung: Influence
   of age on treatment outcome. Proc Am Soc Clin Oncol 3:223 (C-871)
Porter L, Johnson D, Hainsworth J, Grosh W, Wolff S, Hande K, Greco F (1984) Recurrent
   small cell lung carcinoma treated with VP-16 and cisplatinum. Proc Am Soc Clin Oncol 3:215
   (C-840)
Posner JB, Chernik NL (1978) Intracranial metastases from systemic cancer. Adv Neurol
   19:575–587
Radice PA, Matthews MJ, Ihde DC, Gazdar AF, Carney DN, Bunn PA, Cohen MH, Fossieck
   BE, Makuch RW, Minna JD (1982) The clinical behavior of "mixed" small cell/large cell
   bronchogenic carcinoma compared to "pure" small cell subtypes. Cancer 50:2894–2902
Reddy SK, Takita H, Lane WW, Vincent RG, Chen TY, Caracandas JE, Regal A-M (1984)
   Cyclic alternating combination chemotherapy for small cell lung cancer. Cancer Chemother
   Pharmacol 12:190–193
Richardson RL, Greco FA, Oldham RK, Liddle GW (1978) Tumor products and potential
   markers in small cell lung cancer. Semin Oncol 5:253–262
Rissanen PM, Tikka U, Holsti LR (1968) Autopsy findings in lung cancer treated with megavolt-
   age radiotherapy. Acta Radiol Ther 7:433–442
Rosen ST, Makuch RW, Ihde DC, Matthews MJ, Minna JD, Glatstein E, Bunn PA Jr (1983)
   Role of prophylactic cranial irradiation in prevention of central nervous system metastases
   in small cell lung cancer. Am J Med 74:615–624
Rosenfelt FP, Sikic BI, Daniels JR, Rosenbloom BE (1980) Phase II evaluation of cis-diammin-
   edichloroplatinum (DDP) in small cell carcinoma of lung. Proc Am Assoc Cancer Res, Am
   Soc Clin Oncol 21:449 (513)

Rosenman J, Choi ND (1982) Improved quality of life of patients with small-cell carcinoma of the lung by elective irradiation of the brain. Int J Radiat Oncol Biol Phys 8:1041–1043

Rushing DA, Baldauf MC, Gehlsen JA, Kriesel DH, Koontz DP, Friedenberg WR (1984) High-dose BCNU and autologous bone marrow reinfusion in the treatment of refractory or relapse small cell carcinoma of the lung. Proc Am Soc Clin Oncol 3:217 (C-846)

Salazar OM, Rubin P, Brown JC, Feldstein ML, Keller BE (1976) Predictors of radiation response in lung cancer. A clinico-pathobiological analysis. Cancer 37:2636–2650

Saugier B, Brunat M, Cordier JF, Gerard JP, Dorsit G, Marchandise JF, Bastidon R, Perol M, Brune J, Galy P (1978) Cancer pulmonaire à „petites cellules". Résultats de l'association adriamycine-vincristine-cyclophosphamide chez 37 patients. Nouv Presse Méd 7:1357–1361

Schmoll HJ, Niederle N, Achterrath W (1981) Etoposid (VP 16-213). Eine antineoplastische Substanz aus der Reihe der Podophyllotoxine. Klin Wochenschr 59:1177–1188

Schütte J, Niederle N, Krischke W, Seeber S, Schmidt CG (1984) Sequential alternating chemotherapy + radiotherapy in small cell lung cancer (SCLC). Proc Am Assoc Cancer Res 25:177 (702)

Sculier JP, Feld R, Evans WK, Shepherd FA, Payne DG, Pringle J, Yeoh JL, Quirt IC, Curtis JE, Myers R, Herman JG, De Boer G (1984a) Neurological complications in patients with small cell lung cancer. Proc Am Soc Clin Oncol 3:222 (C-869)

Sculier JP, Feld R, Evans WK, Shepherd FA, De Boer G, Malkin DG, Malkin A (1984b) CEA: a useful prognostic marker for small cell lung cancer. Proc Am Assoc Cancer Res 25:158 (626)

Seeber S (1980) Sensitivität und Resistenz bei der Tumortherapie. Verh Dtsch Ges Inn Med 86:367–377

Seeber S, Niederle N, Schilcher RB, Schmidt CG (1980) Adriamycin, Cyclophosphamid und Vincristin („ACO") beim kleinzelligen Bronchialkarzinom. Verlaufsanalyse und Langzeitergebnisse. Onkologie 3:5–11

Seeber S, Dimitriadis K, Schütte J, Schmidt CG (1984) Experimental basis and clinical experience with non-cross-resistant combinations in solid tumours. Cancer Treat Rev 11 [Suppl A]:55–61

Shank B, Natale RB, Hilaris BS, Wittes RE (1981) Treatment of small cell carcinoma of lung with combined high dose mediastinal irradiation, whole brain prophylaxis and chemotherapy. Int J Radiat Oncol Biol Phys 7:469–475

Shields TW, Matthews MJ, Higgins GA (1982a) Long term adjuvant chemotherapy in patients after resection of carcinoma of the lung. III World Conference on Lung Cancer, Tokyo, Abstracts, 96 (117)

Shields TW, Higgins GA Jr, Matthews MJ, Keehn RJ (1982b) Surgical resection in the management of small cell carcinoma of the lung. J. Thorac Cardiovasc Surg 84:481–488

Sierocki JS, Hilaris BS, Hopfan S, Martini N, Barton D, Golbey RB, Wittes RE (1979) cis-Dichlorodiammineplatinum (II) and VP-16-213: an active induction regimen for small cell carcinoma of the lung. Cancer Treat Rep 63:1593–1597

Slevin ML, Harvey VJ, Barnett MJ, Thompson J, Wood CD, Wrigley PFM (1984) Low dose, high frequency combination chemotherapy for extensive small cell lung carcinoma. Proc Am Soc Clin Oncol 3:213 (C-833)

Smith IE, Evans BD, Harland SJ (1983) High dose cyclophosphymide (7 g/m^2) + autologous bone marrow rescue after conventional chemotherapy in patients with small cell lung cancer. Proc Am Soc Clin Oncol 2:186 (C-726)

Sörenson S (1983) Bronchoscopic findings in patients with a complete radiographic regression of small cell bronchogenic carcinoma. Eur J Cancer Clin Oncol 19:589–595

Souhami RL, Harper PG, Linch D, Trask C, Goldstone AH, Tobias J, Spiro SG, Geddes DM, Richards JDM (1982) High-dose cyclophosphamide with autologous marrow transplantation as initial treatment of small cell carcinoma of the bronchus. Cancer Chemother Pharmacol 8:31–34

Souhami RL, Geddes DM, Spiro SG, Harper PG, Tobias JS, Mantell BS, Fearon F, Bradbury I (1984) Radiotherapy in small cell cancer of the lung treated with combination chemotherapy: a controlled trial. Br Med J 288:1643–1646

Spitzer G, Farha P, Dicke K, Valdivieso M, Murphy W, Zander A, Chiuten D, Dhingra H, Jefferies D, Umsawasdi T (1984) High dose intensification with autologous bone marrow transplantation in limited small cell bronchogenic carcinoma. Proc Am Soc Clin Oncol 3:211 (C-864)

Stahel RA, Takvorian RW, Skarin AT, Canellos GP (1984) Autologous bone marrow transplantation following high-dose chemotherapy with cyclophosphamide, BCNU and VP-16 in small cell carcinoma of the lung and a review of current literature. Eur J Cancer Clin Oncol 20:1233–1238

Stevens E, Einhorn L, Rohn R (1979) Treatment of limited small cell lung cancer. Proc Am Assoc Cancer Res, Am Soc Clin Oncol 20:435 (C-599)

Stewart P, Buckner CD, Thomas ED, Bagley C, Bensinger W, Clift RA, Appelbaum FR, Sanders J (1983) Intensive chemoradiotherapy with autologous marrow transplantation for small cell carcinoma of the lung. Cancer Treat Rep 67:1055–1059

Storm FK, Harrison WH, Elliott RS, Morton DL (1979) Normal tissue and solid tumor effects of hyperthermia in animal models and clinical trials. Cancer Res 39:2245–2251

Strauchen JA, Egbert BM, Kosek JC, Mackintosh R, Misfeldt DS (1983) Morphologic and clinical determinants of response to therapy in small cell carcinoma of the lung. Cancer 52:1088–1092

Straus MJ (1974) The growth characteristics of lung cancer and its application to treatment design. Semin Oncol 1:167–174

Taetle R, Howell SB, Giuliani FC, Koziol J, Koessler A (1982) Comparison of the activity of doxorubicin analogues using colony-forming assays and human xenografts. Cancer 50:1455–1461

Takita H, Brugarolas A, Marabella P, Vincent RG (1973) Small cell carcinoma of the lung. Clinicopathological studies. J Thorac Cardiovasc Surg 66:472–477

Tempero M, Foley JF, Kessinger A (1980) VP 16-213 after failure with combination chemotherapy for small cell carcinoma of the lung. Proc Am Assoc Cancer Res, Am Soc Clin Oncol 21:460 (C-556)

Thatcher N, Hunter RD, Jegarajah S, Barber PV, Carroll KB, Wilkinson PM, Crowther D (1982) 11-Week course of sequential methotrexate, thoracic irradiation, and moderate-dose cyclophosphamide for „limited"-stage small-cell bronchogenic carcinoma. A study from the Manchester Lung Tumour Group. Lancet 1:1040–1043

Tong AW, Lee J, Stone MJ (1984) Diagnosis of human lung carcinoma cell types using a panel of monoclonal antibodies. Proc Am Assoc Cancer Res 25:249 (985)

Tosi P, Luzi P, Leoncini L, Miracco C, Gambacorta M, Grossi A (1981) Bronchogenic carcinoma: survival after surgical treatment according to stage, histologic type and immunomorphologic changes in regional lymph nodes. Cancer 48:2288–2295

Tucker RD, Sealy R, van Wyk C, le Roux PLM, Soskolne CL (1973) A clinical trial of cyclophosphamide (NSC-26271) and radiation therapy for oat cell carcinoma of the lung. Cancer Chemother Rep part 3, 4(2):159–160

Tucker RD, Ferguson A, Van Wyk C, Sealy R, Hewitson R, Levin W (1978) Chemotherapy of small cell carcinoma of the lung with V.P. 16-213. Cancer 41:1710–1714

Tucker WG, Radhakrishna V, Olayon Lo C, Lord RS (1978) Clinical experience with ifosfamide as a single agent and in combination with cis-platinum, 5-azacytidine, and BCNU in the treatment of lung cancer. In: Siegenthaler W, Lüthy R (eds) Current chemotherapy. Proceedings of the 10th international congress of chemotherapy. American Society for Microbiology, Washington, DC 1074–1076

Valdivieso M, Cabanillas F, Keating M, Barkley HT, Murphy WK, Brugess MA, Frazier H, Chen T, Bodey GP (1984a) Effects of intensive induction chemotherapy for extensive-disease small cell bronchogenic carcinoma in protected environment-prophylactic antibiotic units. Am J Med 76:405–412

Valdivieso M, McMurtrey MJ, Farha P, Franzier OH, Spitzer G, Mountain CF (1984b) Prospective evaluation of adjuvant surgical resection in small cell lung cancer. Proc Am Soc Clin Oncol 3:220 (C-858)

Van Houtte P, Tancini G, de Jager R, Lustman-Marechal J, Milani F, Bonadonna G, Kenis Y (1979) Small cell carcinoma of the lung: a combined modality treatment. Eur J Cancer 15:1159–1165

Vincent RG, Wilson HE, Lane WW, Chen TY, Raza S, Gutierrez AC, Caracandas JE (1981) Progress in the chemotherapy of small cell carcinoma of the lung. Cancer 47:229–235

Vogelzang NJ, Trowbridge RC, Frenning DH, Theologides A, Kennedy BJ, Kelly DR, Ewing SL, Vosika GJ (1980) Chemotherapy for small cell bronchogenic carcinoma: CCNU and doxorubicin compared to CCNU, doxorubicin, vincristine, and procarbazine. Cancer Treat Rep 64:997–1000

Vollmer RT (1982) The effect of cell size on the pathologic diagnosis of small and large cell carcinomas of the lung. Cancer 50:1380–1383

Von Hoff DD, Casper J, Bradley E, Sandbach J, Jones D, Makuch R (1981) Association between human tumor colony-forming assay results and response of an individual patient's tumor to chemotherapy. Am J Med 70:1027–1032

Waalkes TP, Abeloff MD, Woo KB, Ettinger DS, Ruddon RW, Aldenderfer R (1980) Carcinoembryonic antigen for monitoring patients with small cell carcinoma of the lung during treatment. Cancer Res 40:4420–4427

Waalkes TP, Abeloff MD, Ettinger DS, Woo KB, Kuo KC, Gehrke CW (1983) Serum protein-bound carbohydrates and small cell carcinoma of the lung. Correlations with extent of disease, tumor burden, survival, and clinical response categories. Cancer 52:131–139

Watson WL, Berg JW (1962) Oat cell lung cancer. Cancer 15:759–768

Weiss W (1974) Tumor doubling time and survival of men with bronchogenic carcinoma. Chest 65:3–8

Weiss W, Boucot KR, Cooper DA (1970) The histopathology of bronchogenic carcinoma and its relation to growth rate, metastasis, and prognosis. Cancer 26:965–970

Whang-Peng J, Kao-Shan CS, Lee EC, Bunn PA, Carney DN, Gazdar AF, Minna JD (1982) Specific chromosome defect associated with human small-cell lung cancer: Deletion 3p (14–23). Science 215:181–182

WHO (1983) The World Health Organization histological typing of lung tumors. Second edition. Am J Clin Pathol 77:123–136

Woods RL, Levi JA (1984) Chemotherapy for small cell lung cancer: a randomised study of maintenance therapy with cyclophosphamide, adriamycin and vincristine (CAV) after remission induction with cis-platinum, VP 16–213 and radiotherapy. Proc Am Soc Clin Oncol 3:214 (C-836)

Young JA, Dillman RO, Seagren SL, Taetle R, Rentschler RE, Lea JW Jr, Lehar TJ, Green MR, Stanton W, Mendelsohn J, Royston I (1982) Non-cross-resistant chemotherapy and consolidation radiotherapy for small cell carcinoma of the lung. Cancer Treat Rep 66:1399–1401

Zelen M (1973) Keynote address on biostatistics and data retrieval. Cancer Chemother Rep part 3, 4(2):31–42

Diskussion

Seeber: Bei der Diskussion zur modernen Therapie des kleinzelligen Bronchialkarzinoms sollte zunächst angesprochen werden, ob es eine sogenannte „optimale Chemotherapie" gibt. Ausgehend von der durch umfangreiche Phase-II-Studien belegten Tatsache, daß beim kleinzelligen Bronchialkarzinom mindestens zehn wirksame Substanzen mit monotherapeutischen Ansprechquoten zwischen 20 und 40% zur Verfügung stehen, kann kalkuliert werden, daß bei jeweils nur einer Dosierung der einzelnen Medikamente alleine 45 Zweier-Kombinationen und 120 Dreier-Kombinationen vergleichend zu prüfen wären. Sicher ist, daß bei optimaler Ausnutzung der derzeitigen chemotherapeutischen Möglichkeiten ein gewisses therapeutisches Plateau erreicht wurde, wobei im Referat von Herrn Niederle die zu erwartenden Remissionsraten und Überlebenszeiten der unterschiedlichen Prognosegruppen dargestellt wurden. Dabei ist das chemotherapeutische Ergebnis weniger von der Wahl der Kombination als von der konsequenten therapeutischen Führung des Patienten, was besonders die Dosierungen und die Zeitintervalle angeht, abhängig. Leider hat auch die sequentiell-alternierende Therapie nicht zu der erhofften Verbesserung geführt. Wichtig erscheint nach unserer Erfahrung, daß die therapeutischen Protokolle eine möglichst große Flexibilität zulassen. So sollte die Erstkombination bei unbefriedigendem Ansprechen umgehend zugunsten einer nach bisherigen präklinischen und klinischen Erfahrungen nicht kreuzresistenten Zweitkombination verlassen werden.

Dold: Wir sind uns sicherlich einig darüber, daß wir chemotherapeutisch eigentlich seit 3–4 Jahren auf der Stelle treten. Die Frage nach einer optimalen Chemotherapie kann man verbal sehr gut und rasch beantworten: Sie ist diejenige, die mit der geringsten Belastung für den Patienten die höchste Remissionsfrequenz und die längsten Remissionsdauern erzielt. Wir sollten nicht nur bedenken, daß die verschiedenen Tumoren unterschiedlich sind, sondern auch die Patienten als Tumorwirt. Gerade wegen dieser Individualität kann die angesprochene Testung einer Unzahl von Kombinationen nicht weiterführen, zumindest wenn man immer kollektive Behandlungsgruppen betrachtet.

Seeber: Wir stimmen Ihnen zu, daß eine Individualisierung der Therapie notwendig ist. Am Anfang der Behandlung muß jedoch auf das vorhandene Rüstzeug zurückgegriffen werden, eine Kombination aus zwei bis drei der besten Substanzen in – zumindest bei Patienten mit „limited disease" – möglichst maximaler Dosierung und in kürzest möglichen zeitlichen Intervallen. Bei der Therapieplanung muß streng getrennt werden zwischen Patienten, die aufgrund limitierter, regionaler Krankheitsausbreitung noch eine Langzeitchance haben und Patienten mit disseminierten Erkrankungen. Im Falle limitierter Erkrankung und gutem Allgemeinzustand wäre es sicher ein Fehler, mit sogenannten „low dose"-Programmen zu beginnen.

Drings: Aus meiner Sicht gibt es eine optimale Therapie des kleinzelligen Bronchialkarzinoms, die aber für die einzelnen Patienten unterschiedlich ist. Dies ist eines der wichtigsten Ergebnisse der unter der Leitung von Herrn Havemann durchgeführten kooperativen Studie. Der ursprüngliche Eindruck, daß im Stadium „extensive disease" die alternierende Therapie besser ist als eine Standardbehandlung mit ACO, scheint sich mittlerweile zu verwischen. Wichtig ist aber in der Tat, daß bei mangelhaftem Ansprechen bereits nach dem ersten Kurs gewechselt werden muß. „No change" alleine heißt beim kleinzelligen Bronchialkarzinom: die Therapie hat versagt. Dies scheint für mich eine der wichtigsten Folgerungen aus unserer Studie zu sein, die auch in die Richtung einer individuellen Therapie weist. Auch haben wir feststellen können, daß eine Verlängerung der Behandlung über 6 Zyklen wenig bringt, zumal es dann zu vielen sogenannten „drop-outs" infolge erhöhter Toxizität kommt.

Seeber: Ich bin Herrn Drings für diese Aussage sehr dankbar, zumal wir selbst die angesprochene kooperative Studie deswegen kritisiert hatten, weil sie einen Teil der Patienten auf bis zu 8 Kursen einer gleichbleibenden Chemotherapie festlegt. Wir sind inzwischen von starren Chemotherapieprogrammen abgegangen (s. Niederle, Abb. 4, S. 9). An unserem Zentrum erhalten die Patienten mit kleinzelligem Bronchialkarzinom zunächst randomisiert entweder (Epi)-Adriamycin, Cyclophosphamid und Vincristin (EPICO) oder Etoposid/Cisplatin, wobei nach unbefriedigendem Ansprechen bereits nach 3 Wochen gewechselt wird. Wenn die Zweitkombination ebenfalls wenig befriedigt, würde im Falle von „limited disease" sehr früh auf die Radiotherapie gegriffen werden. Im Falle von „extensive disease" würden wir derzeit auf eine Ifosfamid-enthaltende Kombination wechseln.

Anders muß das Vorgehen sein, wenn in der Initialbehandlung eine der beiden Kombinationen deutlich wirksam ist. Diese sollte dann bis zur maximalen Tumorreduktion fortgesetzt werden. Ein protokollmäßig festgeschriebener Wechsel auf eine Zweitkombination kann einem Patienten, wie wir dies auch bei größeren Therapiestudien an malignen Hodenteratomen feststellen mußten, insofern Nachteile bringen, als man dem Patienten die effektive Kombination zugunsten einer zu diesem Zeitpunkt noch unbekannten Größe entzieht.

Klein: Ist tatsächlich erwiesen, daß eine sequentiell-alternierende Therapie beispielsweise der ACO-Therapie überlegen ist? Zumindest aus statistischer Sicht läßt sich dies doch sicher nicht oder noch nicht belegen.

Seeber: Zurückgreifend auf das bereits von Herrn Dold angesprochene Problem der Heterogenität nicht nur der Patienten, sondern auch ihrer Tumoren ist es in der Tat schwierig, die Überlegenheit des individualisierten Vorgehens gegenüber einer sogenannten Standardbehandlung nachzuweisen. Aber wir sind uns heute alle einig darüber, daß man mit einer primär unwirksamen oder sekundär unwirksam gewordenen ACO-Behandlung nicht deshalb fortfahren kann, weil ein Studienprotokoll dies für eine bestimmte Gruppe vorschreibt. Schließlich wechselt man auch eine Antibiotika-Therapie, wenn sie ineffektiv ist.

Heilmann: Für den Radio-Onkologen ist es von großer Bedeutung, ob man sich darüber einigen kann, wie viele Versuche einer Chemotherapie gemacht werden sollen oder dürfen, bevor man bei fehlendem oder mangelhaftem Ansprechen auf die Radiotherapie zurückgreift.

Seeber: Unabhängig von den verschiedenen chemotherapeutischen Möglichkeiten sind wir der Meinung, daß für diese Fragestellung der Zeitfaktor wichtig ist: wenn nach vier bis spätestens sechs Zyklen keine komplette Remission eingetreten ist, sollte ohne weitere Verzögerung im Falle von „limited disease", also bei Langzeitchance, auf die Radiotherapie gewechselt werden. Erstaunlicherweise konnten wir feststellen, daß sowohl in unseren früheren ACO-Studien als auch bei der jetzigen sequentiell-alternierenden Studie durch die Strahlentherapie nochmals in etwa 10–15% der Gesamtpatientenzahl komplette Remissionen zu induzieren waren, nachdem die Chemotherapie nur zur Teilremission geführt hatte.

Klein: Ich bin zwar mit dem Gesagten weitgehend einverstanden, zweifle jedoch nach wie vor ein wenig, daß das geschilderte individuelle Vorgehen mit den verschiedenen Schemata tatsächlich einen Fortschritt bringt, zumindest was die Rate kompletter Remissionen und die mediane Überlebenszeit betrifft.

Westerhausen: Ich möchte ebenfalls feststellen, daß eine mehr individuelle Therapie ein Schritt in die richtige Richtung ist. Die Dauer der Therapie wird sich nach dem Ergebnis richten, im Falle einer erzielbaren Vollremission wird sie meist bei vier bis sechs Kursen liegen. Dabei ergibt sich jedoch zunächst die Frage, ob eine aggressivere Chemotherapie, unterstützt durch autologe Knochenmarktransplantation, nochmals versucht werden sollte oder ob die relativ bescheidenen Ergebnisse mit dieser Methode, wie sie Herr Niederle demonstriert hat, zu dem Schluß veranlassen, daß diese mehr aufwendigen Methoden heute bereits vergessen werden können.

Wichtig erscheint mir eine vergleichbare und exakte Dokumentation der Vollremission. Ist beispielsweise eine Re-Mediastinoskopie notwendig?

Seeber: Eine Definition der Vollremission mit Hilfe von endoskopischen Eingriffen kann nur dann sinnvoll sein, wenn mit denselben Methoden prätherapeutisch pathologische Befunde erhoben wurden. Die wiederholte Mediastinoskopie kann dann notwendig werden, wenn man bei einem Patienten in Vollremission nach vorherigem Mediastinalbefall ein rein abwartendes und beobachtendes Verfahren einschlagen möchte. Auch im Rahmen von Studien, die sog. NED-Patienten zwischen Erhaltungstherapie, Reinduktionstherapie und reiner Beobachtung randomisieren, wird man um eine exakte Dokumentation einer Vollremission nicht herumkommen.

Ich möchte aber nochmals auf die sicherlich berechtigte Kritik von Herrn Klein zur fraglichen Verbesserung der Resultate durch sequentiell-alternierende Behandlungsverfahren zurückkommen. Generell ist zu sagen, daß wir mit den vorhandenen Medikamenten auch bei weiteren Dosismodifikationen und mehr oder weniger geringfügigen Änderungen der Kombinationsprotokolle keine neue therapeutische Dimension, d. h. eine sprunghafte Verbesserung der Prognose dieser Patienten, erwarten können und in dieser Hinsicht ist der Wert multiinstitutioneller Studien, die beispielsweise zwei verschiedene Chemotherapieschemata nach strengen Regeln gegeneinander prüfen, nicht überzubewerten. Fortschritte werden eher möglich sein durch kleinere Pilotstudien, wobei Ansätze wie die autologe Knochenmarktransplantation nach intensivierter Induktion oder das Konzept der sekundären Operation bei primärer Inoperabilität nur an selektionierten Patientengruppen studiert werden können. Prognostische Verbesserungen für selektionierte Untergruppen werden für die Gesamtgruppe „kleinzelliges Bronchialkarzinom" möglicherweise statistisch kaum ins Gewicht fallen, sind aber deshalb nicht negativ zu interpretieren.

Arnold: Ich möchte zustimmen, daß man zwischen Studien und individuellen Behandlungskonzepten deutlich unterscheiden muß und daß die großen Studien zur sequentiellen Chemotherapie (welche allerdings starre Sequential-Protokolle beinhalteten) keine sicheren Verbesserungen gebracht haben. Dies bedeutet, und da stimme ich ebenfalls zu, daß für den einzelnen Patienten ein flexibles Vorgehen, welches ja eine sorgfältige engfristige Beobachtung des Krankheitsverlaufs voraussetzt, erhebliche Vorteile bringen kann.

Seeber: In der Tat existieren noch keine überzeugenden Studien, in welchen bei flexibel gehandhabter Therapie auch das moderne Wissen um bestehende oder fehlende Kreuzresistenzen für die Alternativ-Kombinationen berücksichtigt wurde.

Bakker: Herr Dr. Niederle hat interessanterweise darüber berichtet, daß in Fällen von partieller Remission nach Chemotherapie noch in etwa 12% eine komplette Remission durch Radiotherapie erzielbar ist. Ich frage mich, welchen biologischen Hintergrund diese Beobachtung hat. Leider scheint die Überlebenszeit von der zusätzlichen Bestrahlung generell nicht positiv beeinflußt zu werden. Überhaupt ist zu überlegen, ob in dieser Zeit, wo eigentlich alle Therapien zu ähnlichen medianen Überlebenszeiten führen, es immer noch opportun ist, diesen Parameter „mediane Überlebenszeit" beim Vergleich unterschiedlicher Strategien zu benutzen oder ob man nicht doch einen anderen Endpunkt wählen sollte?

Niederle: Nicht nur eine einheitliche Definition der Endpunkte ist für zukünftige Vergleiche wichtig; wichtig ist sicher auch der Zeitpunkt des Eintritts einer kompletten Remission und die Frage, inwieweit diese Dauer bis zur Remission die Remissionsdauer und die Überlebenszeit beeinflußt. In unseren eigenen Untersuchungen konnte für die Patienten mit Remissionseintritt bis zum dritten Chemotherapiekurs gegenüber den Patienten mit späterem Remissionseintritt nach Chemotherapie plus/minus Radiotherapie keine günstigere Prognose gefunden werden. In diese Richtung weisen auch die an relativ großen Patientenzahlen erhobenen Befunde der Arbeitsgruppe aus Toronto sowie der SWOG.

Heilmann: Unabhängig wie lange ein Patient im Einzelfall lebt, ist es für ihn auf jeden Fall wesentlich, wenn er zunächst einmal krankheitsfrei wird. Schön wäre es, wenn wir aus diesem Expertengespräch heraus gewisse Empfehlungen ableiten könnten. Akzeptiert man beispielsweise die ACO-Kombination als unsere derzeitige Standardbehandlung, an der alle übrigen Kombinationen gemessen werden sollten, so sollte man vielleicht die in Frage kommenden alternativen Kombinationen nach ihrer vergleichbaren Nebenwirkungsrate klassifizieren, um tatsächlich empfehlen zu können, womit man anfängt und womit man individuell weiterbehandelt. Gerade dies wäre für die vielen Kollegen, welche Patienten außerhalb von Studien behandeln müssen, von besonderem Interesse.

Seeber: Wir sind mit solchen Empfehlungen nach wie vor etwas zurückhaltend und haben sie immer zu vermeiden versucht. Die Wirkung einer gewissen Kombination hängt auch vom Therapeuten, d. h. seiner Fähigkeit zur individuell angepaßten optimalen Dosierung für einen Einzelpatienten ab. Ein nur 10- oder 20%iges Unterschreiten der wünschenswerten optimalen Dosisrate kann das Ergebnis mit der gleichen Kombination erheblich verschlechtern, die fast unglaublichen Unterschiede der Ansprechraten aufgeschlüsselt nach behandelnden Ärzten für ein vorgegebenes Schema, wie sie vor 10 Jahren am M. D. Anderson Hospital in Houston gefunden wurden, sind noch in guter Erinnerung. Es ist m. E. daher auch nicht besonders hilfreich, immer neue sogenannte Schema- und Rezeptsammlungen zu vermitteln.

Unser derzeitiges Vorgehen möchte ich nochmals wie folgt zusammenfassen:

Begonnen wird mit einem bewährten Schema, z. B. ACO, wobei in Abhängigkeit vom Allgemeinzustand des Patienten und seinem Tumorbefund möglichst konsequent dosiert wird und die Intervalle nicht starr festgelegt werden. Der Therapieerfolg muß nach jedem Kurs bestimmt und das weitere Procedere immer wieder neu überdacht werden. Alleine schon diese einfache Regel der Neuüberlegung nach jedem Therapiekurs in Abhängigkeit vom Erfolg konnte in vielen interinstitutionellen Studien nicht eingehalten werden, wodurch die schlechteren Ergebnisse solcher Gemeinschaftsstudien im Vergleich mit monoinstitutionellen Studien eine Erklärung finden können. Eine sogenannte „optimale Chemotherapie" existiert im Augenblick nicht. Wir sollten an dieser Stelle einen Vertreter der Radiotherapie zu Wort kommen lassen.

Strahlentherapeutische Aspekte
beim kleinzelligen Bronchus-Carcinom

H.-P. Heilmann

Die ausführlichen und fachlich hervorragenden Darlegungen von Herrn Niederle können von seiten des Radiologen nur unterstützt werden. Es sei hier auf einige weitere spezielle Probleme der Radiotherapie hingewiesen. Die meisten bisher durchgeführten Studien einer kombinierten Chemo-Radiotherapie verwendeten Dosen von 30 Gy im Bereich des Mediastinums. Bekanntermaßen sind die bei dieser Dosis beobachteten Rezidivraten sehr hoch. Auch die Patienten, bei denen in Essen eine Rezidivrate von knapp 50% beobachtet worden war, waren mit einer Dosis von 30 Gy bestrahlt worden.

In Hamburg wurde, wie in den meisten Zentren, früher ebenfalls bei der kombinierten Chemo-Radiotherapie eine Dosis von 30 Gy eingestrahlt.

Die radioonkologische Erfahrung lehrte allerdings, daß das kleinzellige Bronchus-Carcinom für seine Vernichtung 45 bis 50 Gy in 4 bis 5 Wochen erfordert. Man hatte aber gehofft, durch den sogenannten DEF, den „dose effect factor", eine Sensibilisierung der Tumorzellen durch die Chemotherapie zu erreichen und dadurch Strahlendosis einsparen zu können. Man hatte zum anderen auch noch wenig Erfahrung mit der kombinierten Therapie und reduzierte die Dosis aus Furcht vor Nebenwirkungen der kombinierten Therapie.

Alle Veröffentlichungen der letzten Zeit haben jedoch gezeigt, daß die Hoffnung auf eine Sensibilisierung bzw. einen dosiseinsparenden Effekt falsch war, und wir wissen aus einer Reihe von anderen Erfahrungen, daß auch bei Einstrahlung höherer Strahlendosen, wenn sie sequentiell appliziert werden, nicht mit einer drastisch erhöhten Rate von Nebenwirkungen zu rechnen ist.

Deshalb wurde in den meisten Studien und Zentren die Dosis der Strahlentherapie in den letzten Jahren wieder auf 45 bis 50 Gy heraufgesetzt.

Im allgemeinen geht man dabei so vor, daß in einer ersten Serie über ein relativ großes Volumen das ganze Mediastinum (ggf. auch die Supraclaviculargruben) bis 30 Gy in 3 Wochen belastet werden und anschließend die Region des Tumors und der Lymphknoten, also ein kleineres Volumen, in weiteren 1 ½ bis 2 Wochen mit 15 bis 20 Gy bis zu einer Gesamtdosis von 45 bis 50 Gy in diesem Bereich bestrahlt werden.

Lassen Sie mich nun einige Worte sagen zur Frage der Indikation der Strahlentherapie in der Therapie des kleinzelligen Bronchus-Carcinoms. Etwas respektlos gesprochen kann man hier von einem „Match" zwischen Radioonkologie und Medizinischer Onkologie sprechen: Je nach Studie und je nach Ansatz wird mal ein Vorteil von der Radiotherapie gesehen, mal wieder jeder Vorteil der Radiotherapie verneint. Man kann dies sicher noch 10 Jahre so weitertreiben, es geht aber ein wenig an der Problematik vorbei. Bei den insgesamt leider noch immer sehr schlechten Ergebnissen der Therapie des kleinzelligen Bronchus-Carcinoms scheint es mir müßig, sich zu streiten, was nun ein bißchen schlechter oder ein bißchen besser ist. Dies war vielleicht solange gerechtfertigt, solange in der

Diskussion stand, eine Radiotherapie relativ frühzeitig alternativ zur Chemotherapie einzusetzen bzw. die Chemotherapie für die Radiotherapie zu unterbrechen. Hier muß klar gesagt werden, daß nach heutigem Wissen zunächst beim Ansprechen auf die Chemotherapie die Chemotherapie ohne Unterbrechung zu Ende geführt werden sollte und erst dann sich die Frage der zusätzlichen Radiotherapie stellt.

Wir haben vor Jahren in Hamburg eine Studie – die CCR-Studie – durchgeführt, bei der Beginn mit Chemotherapie gegen Beginn mit Radiotherapie randomisiert wurde. Die Ergebnisse zeigten, daß die Gruppe der primär chemotherapierten Patienten im ersten Jahr bessere Ergebnisse hatte als die Gruppe der primär strahlenbehandelten, nach einem Jahr war das Ergebnis in beiden Gruppen jedoch gleich schlecht.

Wenn man aber die Frage der Indikation einer Radiotherapie erst nach Abschluß einer primär durchgeführten Chemotherapie stellt, dann ist ein negativer Effekt durch die Strahlentherapie auf die Behandlung nicht mehr zu erwarten, der positive und inzwischen mehrfach nachgewiesene Effekt einer Verringerung der Lokalrezidive jedoch unstrittig vorhanden. Ob und wieweit sich dies letztlich auf die Gesamtüberlebensrate auswirkt, ist meines Erachtens erst dann relevant, wenn durch Chemotherapie allein eine so hohe Heilungsrate erzielt werden kann, daß die möglicherweise zu erzielenden Ergebnisse durch die Radiotherapie demgegenüber nicht ins Gewicht fallen.

Die prophylaktische ZNS-Bestrahlung, darüber besteht im allgemeinen heute Einigkeit, sollte nur bei Respondern durchgeführt werden. Bei diesen ist allerdings die prophylaktische Neurocraniumbestrahlung mit 30 Gy in 3 Wochen sicher eine sinnvolle Maßnahme, die nach übereinstimmenden Literaturangaben die cerebrale Metastasierungsfrequenz auf etwa 4% senken kann. Im eigenen Krankengut wurde bei 150 prophylaktisch ZNS-bestrahlten Patienten nur ein einziger Fall mit anschließender Metastasierung beobachtet, und zwar offensichtlich während eines Reseeding im Rahmen einer generellen Metastasierung. Die prophylaktische Bestrahlung mit 30 Gy wird gut vertragen. Sie verlängert das Überleben – statistisch gesehen – bisher ebenfalls nicht, die Unterschiede sind jedoch so klein, daß man etwa 2000 Patienten bestrahlen müßte, um einen Effekt überhaupt sichtbar zu machen.

Abschließend möchte ich – sozusagen als Korreferat zu den von Herrn Niederle gezeigten Kurven – die Überlebenskurve der in unserem Institut behandelten Patienten mit kleinzelligem Bronchus-Carcinom zeigen.

Im Gegensatz zu den von Herrn Niederle gezeigten Kurven, bei denen es sich um Studien handelte, ist dies die Summenkurve aller in unserem Institut strahlenbehandelten Patienten, deren Chemotherapie in verschiedenen Medizinisch-Onkologischen Abteilungen, Lungenabteilungen und bei uns durchgeführt wurde, teilweise in Studien, großenteils auch außerhalb von Studien. Die Langzeitüberlebenskurven der limited disease-Fälle und der extensive disease-Fälle zeigen etwas schlechtere Ergebnisse, als es Herr Niederle in den Studien demonstrieren konnte. Dies ist ein allgemein zu beobachtender Effekt, daß die in den „Niederungen" der alltäglichen Behandlung erzielten Ergebnisse die in den Studien erzielten Erfolge nicht ganz erreichen. Bei Aufsplittung der limited disease-Fälle in die Responder und Non-Responder kann man, auch an unserem Krankengut – wie schon von Herrn Niederle demonstriert – den ganz erheblichen Unterschied zwischen den Respondern und Non-Respondern in der Prognose erkennen.

Die Rolle der Strahlentherapie in der Behandlung des kleinzelligen Bronchialkarzinoms

W. Alberti

Einführung

Lange Zeit war die Radiotherapie bei Inoperabilität die wichtigste Behandlungs-methode für das kleinzellige anaplastische Bronchialkarzinom. Allerdings war diese meist auf die palliative Anwendung bei Auftreten von Metastasen oder zur Besserung der Symptome der lokoregionalen Erkrankung beschränkt. Seit der Einführung einer effektiveren systemischen Chemotherapie zu Beginn der 70er Jahre hat sich die mediane Überlebenszeit dieser Patienten mit limitierter Erkrankung von 5–6 Monaten mit Strahlentherapie allein gegenüber 10–14 Monaten mit Chemo- und Strahlentherapie (Choi u. Carey, 1976; Livingston et al., 1978; Greco et al., 1979; Sierocki et al., 1980) oder Chemotherapie allein (Aisner u. Wiernek, 1980) deutlich verbessert. Durch diese günstigen Resultate wurde die traditionelle Rolle der Radiotherapie als Teil eines potentiell kurativen Behandlungskonzeptes in Frage gestellt. Trotz der optimistischen Einstellung gegenüber einer Kombina-tionschemotherapie, die auf Kurzzeit-Erfahrungen basierte, scheint ein Plateau in der Überlebenszeit erreicht zu sein (Salazar u. Creech, 1980; Cohen, 1980; Nieder-le, 1985). Der Grund liegt in einer hohen Rezidivrate, wobei dem lokalen und regionalen Rezidiv besondere Bedeutung zukommt (Bleehen, 1979; Niederle et al., 1982).

Die Strahlentherapie ist in vielen derzeitigen Protokollen zur Behandlung des Primärtumors und der befallenen regionalen Lymphknoten und als adjuvante Maßnahme zur Behandlung okkulter Hirnmetastasen enthalten (Niederle, 1984). Trotzdem bestehen noch Unklarheiten hinsichtlich des günstigsten Zeitpunktes ihres Einsatzes, der optimalen Dosis, der Fraktionierung, des Zielvolumens und der idealen Sequenz der Kombination von Strahlen- und Chemotherapie. Diese Problematik soll im Folgenden erörtert werden.

Die Strahlentherapie bei limitierter Erkrankung

Analysen von Behandlungsresultaten nach alleiniger Chemotherapie zeigen mit 40–60% eine hohe Rate von Lokalrezidiven (Choi u. Carey, 1976; Hansen et al., 1980; Maurer u. Pajak, 1981). Im Rahmen eines kombinierten Therapiekonzeptes kann eine Zielvolumendosis (ZVD) von 45–50 Gray (Gy) eine lokale Tumorkon-trolle in mehr als 80% erreichen (Choi u. Carey, 1976). Ebenso wie in der Strah-lentherapie des nicht-kleinzelligen Bronchialkarzinoms kann man beim kleinzel-ligen Bronchialkarzinom eine Dosis-Wirkungs-Beziehung aufstellen (Choi u. Ca-rey, 1976).

Strahlendosis und Fraktionierung

Trotzdem ist zur Zeit immer noch ungeklärt, wie hoch die optimale Strahlendosis sein sollte. Dieses hängt möglicherweise damit zusammen, daß es bisher nicht gelungen ist, die mittlere Überlebenszeit durch die Applikation höherer Strahlendosen signifikant zu verbessern (Niederle, 1985). Unbestritten ist lediglich, daß die lokoregionale Rezidivrate nach alleiniger Chemotherapie größer als nach kombinierter Therapiemodalität ist.

Die Strahlendosen variieren in den einzelnen Behandlungszentren von 25 Gy bis 60 Gy. Cox et al. (1979) konnten ebenso wie bereits Choi und Carey (1976) zeigen, daß bei Patienten mit hohen Strahlendosen die lokale Rezidivrate geringer war als mit niedrigeren Dosen.

Außerdem gibt es je nach Zentrum Unterschiede in der Fraktionierung. Neben einer kontinuierlichen Fraktionierung wird auch das Split-Course-Verfahren verwendet. Das Split-Course-Verfahren sieht gleiche tägliche Strahlendosen von 2 Gy, in der Regel 5× wöchentlich, vor, bis die Hälfte der geplanten Dosis erreicht ist. Nach einer Pause von 2–4 Wochen wird dann die restliche Dosis in gleicher Fraktionierung appliziert. Bei der konventionellen Fraktionierung wird die Strahlendosis, 5× wöchentlich 2 Gy, kontinuierlich bis zur vorgesehenen Gesamtdosis gegeben. Die Behandlungsergebnisse (Symptomfreiheit oder Überlebenszeit) mit beiden Fraktionierungen bei Bronchialkarzinomen zeigten praktisch keinen Unterschied, während Nebenwirkungen wie z. B. Lungenfibrosen beim Split-Course-Verfahren in geringerem Maße auftraten (Levitt et al., 1967).

Da nach Dosen von 30–40 Gy noch relativ viele lokale Rezidive zu beobachten sind (Niederle et al., 1982) scheint eine Dosis von mehr als 50 Gy in fünf Wochen günstig zu sein, wie sie Rubin et al. (1976) und Perez (1977) in zwei Übersichtsarbeiten empfehlen. Die Erhöhung der Strahlendosis oder eine zweite Bestrahlungsserie zur Reduktion der lokalen Rezidive ist allerdings durch mögliche Nebenwirkungen wie mediastinale Komplikationen oder Strahlenpneumonitiden limitiert.

Einer der Gründe für den hohen Anteil an Lokalrezidiven besteht möglicherweise darin, daß Änderungen des histologischen Tumortyps, wie in posttherapeutischen Biopsien oder Autopsiematerial festgestellt werden konnten, auftraten. Es handelt sich überwiegend um Mischformen von kleinzelligen Bronchialkarzinomen mit nicht-kleinzelligen Anteilen oder in einem geringeren Maße um alleinige nicht-kleinzellige Bronchialkarzinome (Matthews, 1979). Außerdem gibt es in einem geringen Prozentsatz Tumoren, die trotz des Überwiegens eines kleinzelligen Typs Anteile von anaplastischen großzelligen Tumorzellen aufweisen (Matthews u. Gazdar, 1981). Da nicht-kleinzellige Bronchialkarzinome eine höhere Strahlendosis als 30–45 Gy, wie sie bei kleinzelligen Bronchialkarzinomen vorwiegend üblich sind, benötigen, erklärt sich hieraus ein Teil der lokalen Rezidive.

Bestrahlungsvolumen

Die Anordnung der Bestrahlungsfelder bei Patienten mit limitierter Erkrankung des kleinzelligen Bronchialkarzinoms unterscheidet sich nicht von denen bei kurativ geplanter Bestrahlung von nicht-kleinzelligen Bronchialkarzinomen. Die Größe der Felder wird bestimmt durch die Größe und Gestalt des Zielvolumens, die Gesamtdosis und die verwendeten Strahlenarten. Am besten scheinen hochenergetische Photonen von Beschleunigern geeignet. Die Bestrahlung über opponierende Felder (ventral oder dorsal) ist eine einfache, genaue und allgemein übliche Methode bis zu einer Zielvolumendosis von ca. 40 Gy, d. h. bis zum Erreichen der Schwellendosis für eine Myelitis. Soll eine höhere Dosis als 40 Gy ZVD appliziert werden, wird diese Erhöhung über ventrale und dorsale Schrägfelder oder opponierende Seitenfelder erreicht. Auf diese Weise ist es möglich, das Rükkenmark, den linken Ventrikel und den größten Anteil des verbleibenden Lungengewebes vor besonders hoher Strahlendosen zu schützen.

Alle Tumoren, die peripher liegen, erfordern eine individuelle Bestrahlungsplanung, am besten mit CT-gestützter Rechnerplanung, wie sie in größeren Strahlenkliniken routinemäßig durchgeführt werden kann.

Die Strahlentherapie bei extendierter Erkrankung

Bei einer „moderaten" Strahlendosis von 30–40 Gy auf Tumor und regionalen Lymphabfluß in Kombination mit Chemotherapie konnte keine signifikante Verbesserung der Überlebenszeit erreicht werden, obwohl das lokale Rezidiv der häufigste Grund für das Therapieversagen nach alleiniger Chemotherapie darstellt (Choi, 1983).

Ungefähr 10–20% der Patienten mit extendierter Erkrankung können mit der derzeitigen Chemotherapie in eine Vollremission gebracht werden. Rezidive treten am häufigsten intrathorakal und cerebral (Lininger et al., 1981) oder auch disseminiert (Niederle et al., 1982) auf. Patienten in Vollremission dürften damit von einer Bestrahlung des Primärtumors und einer adjuvanten Hirnbestrahlung profitieren. Hier sind noch weitere Therapiestudien notwendig.

Die Rolle der Strahlentherapie für den größeren Anteil von Patienten mit extendierter Erkrankung, die nach Chemotherapie keine Vollremission erreichen, besteht in einer Palliation von durch Tumor und Metastasen verursachten Symptomen.

Adjuvante Schädelbestrahlung

Das Gehirn ist eines der am häufigsten von Metastasen befallenen Organe (30–40% der Patienten) (Galluzzi u. Payne, 1956; Newman u. Hansen, 1974). Da fast alle gebräuchlichen Zytostatika nicht liquorgängig sind, ist in den meisten Studien eine adjuvante Schädelbestrahlung mit 20–40 Gy ZVD in 2–4 Wochen vorgesehen. Die von uns vorgeschlagene Dosis von 30 Gy in 15 Fraktionen in 3 Wochen ist im allgemeinen gut verträglich (Rosenmann u. Choi, 1981, Catane et al.,

1981; Schulz et al., 1981; Niederle et al., 1982). Durch diese Maßnahme läßt sich die Häufigkeit zerebraler Metastasen auf ca. 5% der Patienten reduzieren (Übersicht bei Livingston, 1979). Allerdings konnte keine Verbesserung der Überlebenszeit erreicht werden.

Aus diesem Grund und da ein großer Anteil der Patienten bei der kurzen Überlebenszeit keine Hirnmetastasen entwickelt, sind trotz der hohen Wirksamkeit die Meinungen über den Einsatz der adjuvanten Schädelbestrahlung kontrovers. Die Tendenz ist heute, diese Maßnahmen nur bei Patienten, die durch eine kombinierte Behandlung eine Vollremission erreicht haben, anzuwenden. Auf diese Weise wird eine Überbehandlung eines großen Anteils der Patienten vermieden (Aisner, 1982; Bleehen, 1984; Niederle, 1984).

Anscheinend kann die adjuvante Schädelbestrahlung zu jedem Zeitpunkt appliziert werden, wenn die Vollremission erreicht ist (Bleehen, 1984). Bei klinisch manifesten Metastasen kann ebenso wie bei anderen Lokalisationen die Strahlentherapie mit palliativer Zielsetzung angewendet werden.

Morbidität und Komplikationen

Ohne Zweifel ist die Toxizität bei kombinierter Radio- und Chemotherapie größer, als wenn die Methoden allein angewendet werden. Beide Modalitäten können Nausea, Erbrechen, Alopezie und eine Reduktion des Allgemeinzustandes hervorrufen. Dyphagie und Ösophagitis treten bei fast allen Patienten mit kombinierter Behandlung auf. Sie beginnen etwa in der 2. Bestrahlungswoche bei einer Dosis von 25–30 Gy. Im allgemeinen sind diese frühen Nebenwirkungen milde und 10–14 Tage nach Abschluß der Behandlung reversibel.

Spätfolgen wie Ösophagusstenosen und -ulzerationen sind außerordentlich selten. Fisteln sind nur dann zu erwarten, wenn das Bronchialkarzinom den Ösophagus infiltriert.

Die Anwendung von Adriamycin kann zu einer Potenzierung und einem sogenannten Recall-Phänomen der strahleninduzierten Ösophagitis führen (Greco et al., 1976). Dieses Recall-Phänomen ist jedoch selten.

Die Strahlenpneumonitis ist eine ernste, aber behandelbare Komplikation, die bereits nach einer Dosis von 20–25 Gy nach einer Latenzzeit von 1–4 Monaten auftreten kann (Roswit u. White, 1977). Faktoren, die die Häufigkeit und Schwere beeinflussen können, sind: Bestrahlungsvolumen, Gesamtdosis, Anzahl der Fraktionen, Fraktionierungsschema und Strahlenenergie. Bei den meisten Patienten verläuft die Pneumonitis asymptomatisch. Die Spätfolge der akuten Strahlenpneumonitis ist die Lungenfibrose, bei der ebenfalls gewöhnlich keine klinische Symptomatik besteht.

Strahleninduzierte Schädigungen am Herzen sind bei Patienten mit Bronchialkarzinomen selten. Wenn eine solche Nebenwirkung auftritt, besteht sie meist in einer akuten Perikarditis mit Symptomen wie Fieber, Tachykardie, substernalen Schmerzen und Dyspnoe. Die Schwellendosis für eine strahleninduzierte Herzschädigung ist 40 Gy in 4 Wochen, wobei ein größerer Herzanteil im Strahlenfeld liegen muß (Stewart et al., 1967). Wegen des synergistischen Effekts mit Adriamycin muß bei der Bestrahlungsplanung bei kombinierter Modalität dieser Anteil so klein wie möglich gehalten werden. Insgesamt verursacht die sequentielle Anwendung des Adriamycins (wie z. B. beim ACO-Schema) keine signifikante Erhöhung der üblicherweise beobachteten strahleninduzierten Komplikationen (Moore et al., 1978).

Die Myelopathie nach Bestrahlung ist eine andere ernste, aber vermeidbare Komplikation, wenn man die Schwellendosis für eine Strahlenmyelitis von 44 bis 46 Gy in 22 bis 23 Fraktionen nicht überschreitet (Choi u. Doucette, 1981).

Alle diese ernsten Komplikationen sind jedoch gewöhnlich vermeidbar, wenn eine sorgfältige Bestrahlungsplanung durchgeführt und besondere Aufmerksamkeit der Dosis-Zeitvolumen-Beziehung gewidmet wird.

Schlußfolgerungen

Die Rolle der Strahlentherapie in der Behandlung des kleinzelligen Bronchialkarzinoms hat sich in den letzten Jahren gewandelt. Durch die Entwicklung und den Einsatz wirksamer Zytostatika hat sich die Zielsetzung der Radiotherapie geändert. Den Wert der Strahlentherapie kann man, wie folgt, definieren:

1. Die lokoregionale Bestrahlung sollte wegen des hohen Risikos von Lokalrezidiven als konsolidierende Maßnahme bei limitierter Erkrankung und Erreichen einer Vollremission eingesetzt werden. Die Strahlendosis im Bereich des Primärtumors und regionalen Lymphabflusses sollte nach heutiger Kenntnis 40 Gy oder mehr betragen. Derzeitige Daten lassen den Schluß zu, daß dadurch bei diesen Patienten möglicherweise die Rate der Langzeitüberlebenden erhöht wird.
2. Bei extendierter Erkrankung ist auch bei Erreichen einer Vollremission durch Chemotherapie die thorakale Bestrahlung wahrscheinlich nur palliativ, da das Risiko extrathorakaler Metastasen sehr hoch ist. Sie ist deshalb nicht routinemäßig zu empfehlen, sondern sollte individuell angewendet werden.
3. Bei Patienten, bei denen durch Chemotherapie keine Vollremission erzielt werden kann, besteht die Rolle der Strahlentherapie in einer Induktion einer kompletten Remission oder in einer Palliation von Symptomen, die durch den Primärtumor oder Metastasen bedingt sind.
4. Die adjuvante Schädelbestrahlung (30 Gy in 3 Wochen) sollte nur bei Patienten nach erreichter Vollremission zur Anwendung kommen.
5. Es bestehen noch ungeklärte Fragen hinsichtlich der optimalen Strahlendosis, der Fraktionierung, des Zielvolumens und der idealen Sequenz in der Kombination von Chemo- und Radiotherapie. Hier ergeben sich Ansätze für weitere Studien.

Literatur

Aisner J, Wiernek PH (1980) Chemotherapy versus immunotherapy for small-cell undifferentiated carcinoma of the lung. Cancer 46:2543–2549

Aisner J, Whitacre M, Van Echo DA, Wiernik, PH (1982) Combination chemotherapy for small cell carcinoma of the lung: Continuous vs altenating non-cross resistant combinations. Cancer Treat Rep 66:221–230

Bleehen NM (1979) Role of radiation therapy and other modalities in the treatment of small cell carcinoma of the lung. In: Muggia F, Rozenczweig M (eds) Lung cancer: Progress in therapeutic research. Raven, New York, pp 567–574

Bleehen NM (1984) Management of small cell cancer: radiotherapy. In: Duncan W (ed) Lung cancer. Springer, Berlin Heidelberg New York

Bunn PA, Ihde DC (1981) Small cell bronchogenic carcinoma: a review of therapeutic results. In: Livingston RB (ed) Lung cancer 1. Martinus Nijhoff, The Hague, pp 169–208

Catane CR, Lichter A, Lee YJ, Brereton HD, Schwade JG, Glatstein E (1981) Small cell lung cancer. Analysis of treatment factors contributing to prolonged survival. Cancer 48:1936–1943

Choi CH, Carey RW (1976) Small cell anaplastic carcinoma of lung. Cancer 37:2651–2657

Choi NC (1983) Reassessment of the role of radiation therapy relative to other treatments in small-cell carcinoma of the lung. In: Choi NC, Grillo HC (eds) Thoracic Oncology. Raven Press, New York

Choi NCH, Doucette JA (1981) Improved survival of patients with unresectable non-small-cell bronchogenic carcinoma by an innovated high-dose en-bloc radiotherapeutic approach. Cancer 48:101–109

Cohen MH (1980) Small-cell lung cancer: Restrained optimism. Int J Radiat Oncol Biol Phys 6:1119–1120

Cox JD, Byhardt R, Komaki R, Wilson JF, Libnoch JA, Hansen R (1979) Interaction of thoracic irradiation and chemotherapy on local control and survival in small-cell carcinoma of the lung. Cancer Treat Rep 63:1251–1255

Galluzzi S, Payne P (1956) Brain metastases from primary bronchial carcinoma – a statistical study of 741 necropies. Br J Cancer 10:408–414

Greco FA, Richardson RI, Snell JD, Strong SL, Oldham RK (1979) Small-cell lung cancer – Complete remission and improved survival. Am J Med 66:625–630

Greco FA, Brereton HD, Kent H, Zimbler H, Merill J, Johnson RE (1976) Adriamycin and enhanced radiation reaction in normal esophagus and skin. Am Intern Med 85:294–298

Hansen M, Hansen HH, Dombernowsky P (1980) Long-term survival in small-cell carcinoma of the lung. J Am Med Assoc 244:247–250

Levitt SH, Bogardus CR, Ladd G (1967) Split-dose intensive radiation therapy in the treatment of advanced lung cancer: A randomized study. Radiology 88:1159–1161

Lininger TR, Fleming TR, Eagan RT (1981) Evaluation of alternating chemotherapy and sites and extent of disease in extensive small-cell lung cancer. Cancer 48:2147–2153

Livingston RB (1979) Approaches to the control of central nervous system metastases in patients with small cell carcinoma of the lung. In: Muggia F, Rozenczweig M (eds) Lung cancer: Progress in therapeutic research. Raven, New York

Livingston RB, Moore TN, Heilbrunn L, Bottomley R, Lehane D, Rivkin SE, Thigpen T (1978) Small-cell carcinoma of the lung: Combined chemotherapy and radiation. A Southwest oncology group study. Ann Intern Med 88:194–199

Matthews MJ (1979) Effects of therapy on the morphology and behaviour of small cell carcinoma of the lung – A clinicopathologic study. In: Muggia F, Rozenczweig M (eds) Lung cancer: Progress in therapeutic research. Raven, New York

Matthews MJ, Gazdar AF (1981) Pathology of small cell carcinoma of the lung and its subtypes. A clinico-pathologic correlation. In: Livingston RB (ed) Lung cancer 1. Martinus Nijhoff, Den Haag Boston London, pp 283–306

Maurer LH, Pajak TF (1981) Prognostic factors in small-cell carcinoma of the lung: A cancer and leukemia group B study. Cancer Treat Rep 65:767–774

Moore TN, Livingston RB, Heilbrun L, Durrance FY, Tesh D, Hickman B, Bogardus C (1978) An acceptable rate of complications in combined doxorubicin-irradiation from small carcinoma of the lung: A Southwest Oncology Group study. Int J Radiat Oncol Biol Phys 4:675–680

Newburger IE, Cassady JR, Jaffe N (1978) Esophagitis due to adriamycin and radiation therapy for childhood malignancy. Cancer 42:417–423

Niederle N (1984) Sogenannte prophylaktische Therapie von Hirnmetastasen. In: von Heyden HW, Krauseneck P (Hrsg) Hirnmetastasen. Pathophysiologie, Diagnostik und Therapie, Acta Oncol 13:187–198

Niederle N (1985) Ergebnisse und Möglichkeiten der Behandlung beim kleinzelligen Bronchialkarzinom (dieser Band)

Niederle N, Krischke W, Schulz U, Schmidt CG, Seeber S (1982) Untersuchungen zur kurzzeitigen Induktions- und zyklischen Erhaltungstherapie beim inoperablen kleinzelligen Bronchialkarzinom. Klin Wochenschr 60:829–838

Perez CA (1977): Radiation therapy in the management of carcinoma of the lung. Cancer 39:901–916

Rosenman J, Choi N (1982) Improved quality of life of patients with small-cell carcinoma of the lung by elective irradiation of the brain. Int J Radiat Oncol Biol Phys 8:1041–1043

Roswit B, White DC (1977) Severe radiation injuries of the lung. Am J Roentgenol Rad Ther Nucl Med 129:127–136

Rubin P, Perez CA, Keller B (1976) The logical basis of radiation treatment policies in the multidisciplinary approach to lung cancer. In: Israel L, Chahinian AP (eds) Lung cancer. Academic Press, New York, pp 159–197

Salazar OM, Creech RH (1980): "The state of art" towards defining the role of radiation therapy in the management of small cell bronchogenic carcinoma. Int J Radiat Oncol Biol Phys 6:1103–1117

Schulz U, Niederle N, Seeber S (1981) Zum Problem zusätzlicher strahlentherapeutischer Maßnahmen bei der chemotherapeutischen Behandlung des kleinzelligen Bronchialkarzinoms: Analyse von Rückfallmustern. Strahlentherapie 157:628–632

Stewart JR, Cohn KE, Fajardo LF, Hancock EW, Kaplan HS (1967) Radiation induced heart disease. Radiology 89:302–310

Diskussion

Seeber: Aus den Daten von Herrn Heilmann geht hervor, daß auch bei alleiniger Strahlentherapie einzelne Langzeitüberlebende registriert werden können. Uns allen erscheint es natürlich als sehr wichtig, daß versucht wird, dieses Langzeitergebnis zu verbessern.

Arnold: Trotz der Darstellung von Herrn Heilmann möchte ich zu bedenken geben, daß es mit der Indikationsstellung für eine zusätzliche Radiotherapie beim kleinzelligen Bronchialkarzinom (nach Chemotherapie) immer noch Probleme gibt. Wir müssen irgendwann beantwortet bekommen, ob am Ende entweder die mediane Überlebenszeit oder die Zahl der Langzeitüberlebenden durch eine zusätzliche Strahlentherapie signifikant günstiger gestaltet werden kann. Schließlich ist es für den Patienten doch wichtig, ob er nach einer Chemotherapie noch zusätzlich bestrahlt wird oder nicht.

Heilmann: Ich möchte nicht darüber hinweggehen, daß der letztendliche Wert einer zusätzlichen Strahlentherapie nach chemotherapeutischer Remission immer noch nicht exakt definiert ist. Daß aber die radiotherapeutische Maßnahme als solche nicht sinnlos sein kann, beweisen doch verschiedene Statistiken, welche uns gezeigt haben, daß bei ausreichend hochdosierter Strahlentherapie die Rezidivrate deutlich geringer wird. Für den einzelnen Patienten ist es dann doch ein ganz erheblicher Vorteil, wenn er bei dieser Krankheit erst später mit einem thorakalen Rückfall mit allen Folgen rechnen muß. Wenn er dann beispielsweise wegen Hirnmetastasen dennoch nicht länger überlebt und dadurch der eigentliche Wert der Radiotherapie bei diesem Patienten in der Statistik überhaupt nicht erfaßt wird, sollte dies dennoch nicht als fehlende Wirksamkeit der Radiotherapie interpretiert werden. Darüber hinaus ist zu sagen, daß die Nebenwirkungsrate einer Radiotherapie nach Chemotherapie bei einer Dosierung bis 45 oder 50 Gy mit moderner Methodik relativ begrenzt ist. Man sollte den Effekt einer therapeutischen Modalität beim Bronchialkarzinom nicht nur an der medianen Überlebenszeit eines bestimmten Kollektivs messen: Für den einzelnen Patienten ist es am wichtigsten, daß er möglichst lange krankheitsfrei bleibt.

Mattson: Meines Wissens gibt es heutzutage wirklich große Studien aus Amerika, welche ganz klar zeigen, daß sowohl bei „limited disease" wie auch „extensive disease" die intrathorakalen Rezidive sehr hoch sind, wenn man nicht bestrahlt. Meines Erachtens ist daher die Indikation einer zusätzlichen Bestrahlung klar gegeben. Ein größeres Problem stellt eher die Bestimmung der Feldgröße und die Dosisfraktionierung dar.

Seeber: In der Tat sind in der Literatur zu diesem Punkt unterschiedliche Meinungen vertreten worden. Herr Niederle hat eingangs anhand umfangreichen tabellarischen Materials gezeigt, daß in verschiedenen Untersuchungen der Effekt einer zusätzlichen Radiotherapie, wohl aus den eben diskutierten Gründen, nicht ablesbar war. Ich muß allerdings sagen, daß in den Essener Protokollen bei „limited disease" eine zusätzliche Bestrahlung immer noch enthalten ist bzw. prospektiv gegenüber einer auf das Rezidiv gerichteten, verzögerten Bestrahlung geprüft wird.

Holsti: Ich glaube, daß die Frage der strahlentherapeutischen Gesamtdosis sehr wichtig ist. Wie Herr Heilmann bereits ausführte, sind erst ab 50 Gy sehr gute Resultate zu erwarten und es geht aus den verschiedensten Studien hervor, daß kleinzellige Bronchialkarzinome in der Tat die gleiche Dosis benötigen wie nicht-kleinzellige Bronchialkarzinome. 40 Gy sind wahrscheinlich zu gering, vielleicht sollte unter geeigneten Fraktionierungstechniken die Dosis über 50 Gy hinaus erhöht werden.

Niederle: Ich darf nochmals auf die bereits erwähnte Studie des Memorial Sloan Kettering Instituts hinweisen, in welcher mit 50 Gy bestrahlt wurde und bei welcher im Bestrahlungsfeld eine hohe Rezidivrate von knapp 50% registriert werden mußte. Die Rezidivrate liegt in derselben Größenordnung wie bei den von uns mit 30–40 Gy bestrahlten Patienten. Somit müssen neben der sicherlich anzustrebenden Erhöhung der Strahlendosis u. U. auch noch Änderungen der Feldgröße und der Fraktionierung vorgenommen werden.

Seeber: Wir stimmen den Radiotherapeuten zu, daß es für jeden Tumor Dosis-Response-Kurven gibt und wir sind natürlich etwas enttäuscht darüber, daß aus den vorliegenden prospektiv randomisierten Studien zum Problem einer zusätzlichen Radiotherapie beim kleinzelligen Bronchialkarzinom in Remission immer noch so diskrepante Daten vorliegen. Wie gesagt, neigen wir selbst immer noch dazu, zur Verhütung eines lokalen oder regionalen Rückfalls bei Patients, für die eine sekundäre Operation nicht infrage kommt, eine konsolidierende Strahlentherapie einzusetzen. Nur haben wir eben keine richtige Beweissicherung für die Effektivität dieser Maßnahme.

Löffler: Bei der ganzen Diskussion um die Dosierung der Radiotherapie sollte nicht vergessen werden, daß hinsichtlich der effektiven Dosisleistungen zwischen den verschiedenen Institutionen erhebliche Unterschiede bestehen. Sind die angegebenen Dosierungen in der Tat vergleichbar oder muß hier nicht noch einige Standardisierungsarbeit geleistet werden?

Alberti: Die Dosierungsprobleme, wie wir sie von der Ganzkörperbestrahlung her kennen, sind völlig verschieden von den Problemen, die bei der lokalen Bestrahlung auftauchen. Letztere ist doch weitgehend standardisiert und man kann davon ausgehen, daß 1 000 rad in Helsinki auch 1 000 rad in Essen entsprechen.

Gegenwärtiger Stand der Chirurgie des nichtkleinzelligen und kleinzelligen Bronchuskarzinoms

W. Maassen und D. Greschuchna

Grundsätzlich ist es richtig, daß bei einer vorwiegend internistisch-chemotherapeutischen und radiologischen Maßnahmen zugewandten Veranstaltung auch der Chirurg zu Wort kommt. Es ist wohl unbestritten, daß beim *nichtkleinzelligen Bronchuskarzinom* die chirurgische Eliminierung die einzige Chance für eine dauerhafte Heilung darstellt. Aus Zeitgründen soll deshalb darüber nicht länger diskutiert werden. Voraussetzung ist auch hier natürlich ein exaktes Staging. Vorgestellt werden sollen einmal die Erwartungszahlen, die Joss, Goldhirsch und Brunner 1980 aus der internationalen Literatur ermittelt haben, gegenübergestellt unseren Ergebnissen in den Stadien I, II und III der nichtkleinzelligen Bronchuskarzinome. Daraus geht hervor, daß diese Zahlen mindestens erreicht, teilweise weit übertroffen werden können (Tabelle 1).

Tabelle 1. Chirurgische Therapie des Bronchialkarzinoms. 5-Jahres-Überlebende bei nichtkleinzelligen Tumoren

Stadium	Erwartungszahlen n. Joss, Goldhirsch u. Brunner, 1980		Ruhrlandklinik Essen 1962–1974 (574 BC)	
	Plattenepithelkarzinom	Adeno- + großzellig-anaplastisches BC	Plattenepithelkarzinom	Adeno- + großzellig-anaplastisches BC
I	54%	51%	53%	48%
II	35%	21%	31%	35%
III Mo.	22%	12%	18%	10%

1980 haben wir (Maassen u. Greschuchna, 1980) aus den Ergebnissen einer Sammelstatistik über 37 769 Bronchialkarzinomfälle von 1952 bis 1965 gefunden, daß die Resektionsquote bei stärkerer Selektion durch Mediastinoskopie und andere Untersuchungsverfahren zwischen 1952 und 1965 und von 1962 bis 1974 gleichgeblieben ist, die Zahl der Probethorakotomien dabei deutlich zurückgegangen ist. Die Überlebenszeiten änderten sich von 16% zu 29% nach chirurgischer Therapie. Über ähnliche Ergebnisse berichteten Paulson und Urschel in den USA bei einem ähnlichen Zeitvergleich, nämlich eine Verbesserung der Fünfjahresüberlebensquote von 18% auf 35%. Widow (1973) in der DDR berichtete über 21% von 1949 bis 1961 gegenüber 33% zwischen 1962 und 1968.

Chirurgie des kleinzelligen Bronchuskarzinoms

Die Einstellung zur chirurgischen Therapie des *kleinzelligen Bronchuskarzinoms* wurde lange bestimmt durch die in einer Studie von Fox u. Scadding (1973) vorgestellten Ergebnisse, wobei lediglich ein Patient in der zur chirurgischen Behandlung bestimmten Gruppe überlebt hatte, der diese Behandlung aber abgelehnt hatte. Bei alleiniger Radiotherapie fanden sie eine Überlebenszeit von 5 Jahren bei 4 von 73 Patienten. Zu ähnlichen Ergebnissen kamen Takita et al. und Miller, die sich damals ausschließlich für die radiologische Behandlung aussprachen.

Demgegenüber finden sich sehr unterschiedliche Ergebnisse in der Literatur über die Überlebensquote nach chirurgischer Behandlung kleinzelliger Bronchuskarzinome, nämlich zwischen 0% und 35% (Literatur bei Maassen et al., 1985). Auch darf dabei nicht übersehen werden, daß manchmal kleinzellige Bronchuskarzinome zytologisch und selbst morphologisch nach bronchoskopischer Untersuchung angenommen werden, die tatsächlich anderen Tumorformen entsprechen, so daß ein alleiniger bronchoskopischer Nachweis eines kleinzelligen Bronchuskarzinoms nicht unbedingt gegen eine Operabilität spricht.

In unserem Untersuchungsgut ergab sich bei einem Vergleich bei zentralen und peripheren kleinzelligen Karzinomen im Hinblick auf die *präoperative zytologische Typenbestimmung* zum Resektionspräparat eine Quote von 40% bzw. 75% generell, wobei die Unterschiede bei zentralen kleinzelligen Bronchuskarzinomen besonders auffielen, da 5 dieser Tumoren nur zweimal vorher als kleinzellig angesehen wurden, 3 als Plattenepithelkarzinome. Shore u. Paneth (1980) schlossen deshalb kleinzellige Bronchuskarzinome nur von der Operation aus, wenn diese entweder bei der Bronchoskopie bereits als inoperabel befunden wurden oder bei Fernmetastasen oder schlechtem Allgemeinzustand. Sie erreichten eine 25%ige Fünfjahresüberlebensquote bei chirurgischer Therapie des kleinzelligen Bronchuskarzinoms in einem Zeitraum von 1959 bis 1974. Broder et al. (1977) und Clifton (1966) wenden sich ebenfalls gegen den von Mountain (1974) geforderten Ausschluß des kleinzelligen Bronchuskarzinoms von jeglicher Resektionsbehandlung. Auch andere Autoren schlossen sich dieser Meinung an (Lennox et al., 1969; Kirsh et al., 1976; Levison, 1980; Paulson u. Reisch, 1976; Bennet u. Smith, 1978; Rubinstein et al., 1979; Naruke et al., 1976, Rostad et al., 1979).

Im amerikanischen Schrifttum lebte die Diskussion erneut wieder auf durch drei Studien in letzter Zeit. Higgins et al. (1975) sahen bei solitären Rundherden bei gleichem Tumorstadium eine Überlebensquote unabhängig vom Typ des resezierten Karzinoms, so bei 4 von 11 kleinzelligen Bronchuskarzinomen nach 5 Jahren, was unseren eigenen, 1978 und 1980 (Greschuchna u. Maassen, 1980) mitgeteilten Ergebnissen entspricht.

1982 änderten Meyer et al. ihre 1979 berichteten Erfahrungen und Überlegungen zur operativen Einstellung des kleinzelligen Bronchuskarzinoms bei sehr unterschiedlicher Begründung. Einmal gehen sie davon aus, daß bei optimaler Chemo-/Radiotherapie das lokale Rezidiv eines kleinzelligen Bronchuskarzinoms am häufigsten sei, woraus sich notwendigerweise die Konsequenz ergäbe, den Primärtumor zu entfernen. Weiterhin würde eine alleinige Strahlentherapie als Alternative zur operativen Behandlung die Möglichkeiten der Chemotherapie einengen. Ihr hauptsächlicher Gesichtspunkt ist aber, daß die Exstirpation eines kleinzelligen Bronchuskarzinoms einer kompletten Remission gleichkäme ohne die Folgen einer immunsuppressiven Therapie, so daß die Chemotherapie wesentlich intensiver postoperativ betrieben werden könne.

Die weitere internationale Diskussion wird weitgehend von einer größeren aktuellen Studie von Shields u. Mitarb. (1982) bestimmt, die aus der Zusammenarbeit von 25 Kliniken der Veterans Administration in den USA zustandekam. Bei den Ergebnissen ist allerdings zu berücksichtigen, daß sie die sogenannte aktualisierte Berechnungsmethode (life-table-method) anwenden. So fanden sie in 23% Fünfjahresüberlebende nach operativer Therapie des kleinzelligen Bronchuskarzinoms und ihrer Zuordnung zu verschiedenen Armen einer Chemo- oder Radio-/Chemotherapie. Sie schließen dabei gleichzeitig die postoperative Letalität aus. In absoluten Zahlen gesehen, beträgt die Überlebensquote aber nur 15,5%.

Für die einzelnen Tumorstadien gaben sie folgende Überlebensquoten an:

T1 N0 M0 60%,
T1 N1 M0 31%;
T2 N0 M0 28%,
T2 N1 M0 9%,
bei T3 oder N2 jeweils 3,6% (jeweils aktualisierte Zahlen).

Diese Studie zeigt an relativ kleinen Patientengruppen auch den Wert einer intensiven Chemotherapie, stieg doch die aktualisierte Überlebensquote von 16,3% in der späteren Periode auf 34,7%. Eine definitive Resektionsindikation besteht nach diesen Autoren in den Tumorstadien T1 N0 M0 und T1 N1 M0 oder T2 N0 M0. Ob die von ihnen angenommene Kontraindikation in den anderen Stadien tatsächlich zu Recht besteht, lassen unsere Ergebnisse bezweifeln.

Insgesamt ist aber in der internationalen Literatur eine deutliche Änderung in der Einstellung zur chirurgischen Therapie des kleinzelligen Bronchialkarzinoms festzustellen, insbesondere in neuerer Zeit unter entsprechender Änderung der Therapiekonzepte.

Unsere eigenen Erfahrungen (Maassen, Greschuchna u. Martinez, 1985) belaufen sich auf 109 operierte Patienten mit kleinzelligem Bronchialkarzinom; hier ist der Anteil der Probethorakotomien mit 14% besonders hoch, die Resektionsquote liegt bei 94/109 = 86%.

Über unsere Ergebnisse in den Zeiträumen 1962 bis 1975, 1976 bis 1979 und dann zusammengefaßt für 1962 bis 1979 gibt die Tabelle 2 Aufschluß. Daraus ergibt sich, daß in absoluten Zahlen gemessen und unter Einschluß der postoperativen Letalität, 21 von 93 Patienten in ihrem weiteren Schicksal für 3 Jahre verfolgt werden konnten, die Überlebensquote betrug 21/93 = 23%. Auf alle operierten Patienten bezogen, beträgt die Quote 21/94 = 22%. In den verschiedenen Stadien I, II und III beträgt die jeweilige Dreijahresüberlebensquote 32, 25 und 14%.

Die Dreijahresüberlebensquote in bezug auf das N- und T-Stadium zeigte bei N0 (10 von 29) 35%, N1 (6 von 34) 18%, N2 (5 von 30) 17%, N1+N2 (11 von 64) 17%. Ausgehend vom Tumorstadium, fanden sich folgende Relationen: T1 (11/28) 39%, T2 (8/35) 23%, T3 (2/30) 7%, T2+T3 (9/64) 14%.

Tabelle 2. Chirurgische Therapie des kleinzelligen Bronchuskarzinoms (1962–1979)

Stadium			1962–1975			1976–1979			1962–1979			?	Ergebnisse
			T	R	3-J.-Ü.	T	R	3-J.-Ü.	T	R	3-J.-Ü.		
I	T1 No Mo		12	12	7/12 = 58%	2	2	0/2	14	14	7/14 = 50%	–	11/34 = 32%
	T1 N1 Mo		7	7	1/ 7 = 14%	2	2	0/2	9	9	1/ 9 = 11%		
	T2 No Mo		6	6	2/ 6 = 33%	5	5	1/ 5 = 20%	11	11	3/11 = 27%		
II	T2 N1 Mo		11	11	1/11 = 9%	5	5	3/ 5 = 60%	16	16	4/16 = 25%	–	4/16 = 25%
III	T1 N2 Mo		3	3	2/ 3 = 67%	3	2	1/ 2 = 50%	6	5	3/ 5 = 60%	–	6/43 = 14%
	T2 N2 Mo		6	5	0/ 5	6	3	1/ 3 = 33%	12	8	1/ 8 = 13%	–	
	T3 No Mo		2	2	0/ 2	2	2	0/ 2	4	4	0/ 4 = 0%	–	
	T3 N1 Mo		5	5	0/ 4	5	5	1/ 5 = 30%	10	10	1/ 9 = 11%	1	
	T3 N2 Mo		21	15	1/15 = 7%	5	2	0/ 2	27	17	1/17 = 6%	–	
Total			73	66 = 90%	14/65 = 22% 1 ?	36	28 = 78%	7/28 = 25%	109	94 = 86%	21/93 = 23%	1	21/93 = 23% 21/94 = 22%

10/59 = 17%

T = Thorakotomie;　R = Resektion;　3-J.-Ü. = 3-Jahres-Überlebensquote

Grundsätzlich läßt sich zur *chirurgischen Therapie des kleinzelligen Bronchuskarzinoms* heute feststellen, daß diese *nicht von vornherein als obsolet angesehen werden kann,* wie dies nach früheren Studien der Fall war. Vielmehr ist die Heilungschance um so größer, je früher ein kleinzelliges Bronchuskarzinom initial operiert wird. Selbstverständlich ist dabei eine integrierte Form der Gesamttherapie zu beachten, nämlich Einordnen der chirurgischen Exstirpation in die möglichen Formen der adjuvanten Chemo/Radiotherapie. Bei allen chirurgischen Maßnahmen setzen wir dabei eine negative Mediastinoskopie voraus, die in 60% beim kleinzelligen Bronchuskarzinom positiv ausfällt und eine chirurgische Therapie verbietet. Streng lokoregionale Formen des kleinzelligen Bronchuskarzinoms, insbesondere im Stadium I, können primär operiert werden, zumal in diesem Stadium der präoperative Nachweis eines Kleinzellers nicht immer gelingt.

Im Stadium II der Erkrankung sollten 3 Kurse einer Chemotherapie der Resektion vorausgehen, natürlich bei weiterem fehlenden Nachweis von Fernmetastasen, gefolgt von weiterer Chemotherapie. Wichtig ist auch, daß die Schädelbestrahlung, wenn sie überhaupt als Form einer integrierten Therapie beim kleinzelligen Bronchuskarzinom angesehen wird, an dieser Stelle die gleiche Bedeutung hat wie ohne chirurgische Behandlung.

Selbst im Stadium III sind bei einer integrierten Therapieform Resektionen möglich, natürlich muß hier die Erkrankung auf den Hemithorax beschränkt sein. Die Bedeutung der chirurgischen Therapie wird schon aus der Tabelle über die verschiedenen Zeiträume der chirurgischen Therapie in unseren Ergebnissen ersichtlich, da in der zweiten Kolumne (1976 bis 1979) die T1 N2- bis T3 N2-Fälle zugenommen haben, ohne daß eine Verminderung der Dreijahresüberlebensquote zu verzeichnen war.

Bestätigt werden in jüngster Zeit unsere eigenen Ergebnisse durch eine multizentrische Studie in der DDR zur chirurgischen Therapie des kleinzelligen Bronchuskarzinoms (Baudrexl et al., 1984). Nach diesen Autoren repräsentieren die kleinzelligen Bronchuskarzinome 11% aller resezierten Bronchialkarzinome. In ihrem Bericht finden sie eine 24%ige Fünfjahresüberlebensquote bei 284 resezierten Kleinzellern, wobei die Prognose in günstigem Sinne wahrscheinlich dadurch bestimmt wird, daß zwei Drittel dieser Fälle durch Röntgenreihenuntersuchungen aufgedeckt wurden. Dementsprechend waren 60% periphere Tumoren im Stadium I; hier betrug die Fünfjahresüberlebensquote 40%. Bei den meist über klinische Symptome entdeckten Stadien II oder III minderte sich die Fünfjahresüberlebensquote auf 10%, in solchen Fällen sehen die Autoren eine adjuvante Chemotherapie als indiziert an.

Literatur

Baudrexl A, Wilde I sen, Eule H, Dippmann A, Haenselt V, Baudrexl L, Bieselt R, Brethner J, Haupt R, Wilde I jun (1984) Die chirurgische Behandlung des kleinzelligen Bronchialkarzinoms. Arch Geschwulstforsch 54:61–67
Bennet WF, Smith Abbey RA (1978) A twenty-year analysis of the results of sleeve resection for primary bronchogenic carcinoma. J Thorac Cardiovasc Surg 76:840–845
Broder LE, Cohen MH, Selawry OS (1977) Treatment of bronchogenic carcinoma. II. Small cell. Cancer Treat Rev 4:219

Clifton EE (1966) The criteria for operability and resectability in lung cancer. J Am Med Ass 195:1031

Fox W, Scadding JG (1973) Medical research council comparative trial of surgery and radiotherapy for primary treatment of small-celled or oat-celled carcinoma of bronchus. Lancet 2:63–65

Greschuchna D (1978) Ergebnisse der operativen Behandlung des kleinzelligen Bronchialkarzinoms. Thoraxchirurgie 26:300–303

Greschuchna D, Maassen W (1980) The importance of histological classification and tumor staging for prognosis after resection of bronchial carcinoma. Thorac Cardiovasc Surg 28:115

Higgins GA, Shields TW, Keen RJ (1975) The solitary pulmonary nodule. Arch Surg 110:570

Joss R, Goldhirsch A, Brunner KW (1980) Das nicht-kleinzellige Bronchuskarzinom. Dtsch Med Wochenschr 105:766–770

Kirsh MM, Rotman R, Argenta L, Bove E, Cimmino V, Tshian J, Ferquoson P, Sloan H (1976) Carcinoma of the lung: Results of treatment over ten years. Ann Thorac Surg 21:371–377

Lennox SC, Flavell G, Pollok DJ, Thompson VC, Wilkins JL (1969) Results of resection for oat-cell carcinoma of the lung Lancet 2:925

Levison H (1980) What is the best treatment for early operable small cell carcinoma of the bronchus? Thorax 35:721–723

Maassen W, Greschuchna D (1980) Die operative Behandlung und deren Fortschritte bei intrathorakalen Tumoren. Prax Pneumol 35:869–876

Maassen W, Greschuchna D, Martinez J (1985) The role of surgery in the treatment of small cell carcinoma of the lung. Rec Res Cancer Res 97:107-115

Meyer JA, Comis RL, Ginsberg SJ, Ikins PM, Burke WA, Parker FB (1979) Selective surgical resection in small cell carcinoma of the lung. J Thorac Cardiovasc Surg 77:243–248

Miller AB, Fox W, Tall R (1969) Five-year follow-up of the medical research council comparative trial of surgery and radiotherapy for the primary treatment of small celled or oatcelled carcinoma of the bronchus. Lancet 2:501–505

Mountain C (1974) Surgical therapy in lung cancer: Biologic, physiologic, and technical determinants. Semin Oncol 1:253

Naruke T, Suemasu K, Ishikawa Sh (1976) Surgical treatment for lung cancer with metastasis to mediastinal lymph nodes. J Thorac Cardiovasc Surg 71:279–285

Paulson DL, Reisch JS (1976) Long-term survival after resection for bronchogenic carcinoma. Ann Surg 184:324–332

Paulson DL, Urschel HC (1971) Selectivity in the surgical treatment of bronchogenic carcinoma. J Thorac Cardiovasc Surg 62:554–562

Rostad H, Vale JR, Lexow P (1979) Survival in lung cancer after surgery. Scand J Respir Dis 60:297–302

Rubinstein I, Baum GL, Kalter Y, Pauzner Y, Liebermann Y, Bublis JJ (1979) The influence of cell type and lymph node metastases on survival of patients with carcinoma of the lung undergoing thoracotomy. Am Rev Resp Dis 119:263

Shields TW, Ill Ch, Higgins GA, Matthews MJ, Keen RJ (1982) Surgical resection in the management of small cell carcinoma of the lung. J Thorac Cardiovasc Surg 84:481–488

Shore DF, Paneth M (1980) Survival after resection of small cell carcinoma of the bronchus. Thorax 35:819

Takita H, Brugarolas A, Marabella P, Vincent RG (1973) Small cell carcinoma of the lung. Clinicopathological studies. J Thorac Cardiovasc Surg 66:472–477

Widow W (1973) Die Bedeutung von jährlichen Röntgenreihenuntersuchungen für die Erfassung und Behandlung des Bronchialkarzinoms. Dtsch Gesundh Wes 28:2410

Diskussion

Heilmann: Die schönen und eindrucksvollen Ergebnisse der Operation des Bronchialkarzinoms sollen meinerseits nicht angezweifelt werden. Nur erscheint es mir nicht ganz fair, wenn man darauf hinweist, daß es bei Operationen keine Strahlen- oder Chemotherapieschäden gibt. Schließlich wissen wir doch alle, daß es auch Operationsschäden gibt, wobei diese von der primären und postoperativen Mortalität bis zu den Spätfolgen einer Operation mit Restriktion der Lungenfunktion reichen.

Karrer: Zunächst möchte ich mich anschließen, was Herr Maassen gesagt hat. Wir haben in Wien den Standpunkt von Herrn Maassen zur Wertigkeit der Operation stets vertreten. Leider macht Herr Maassen offenbar jetzt dieselbe Erfahrung, mit der wir auch in Wien konfrontiert werden: Die Zahl der sogenannten Frühfälle nimmt ab. Ich glaube, daß derzeit verschiedene Studienansätze, die mit Chirurgie und Chemotherapie beim kleinzelligen Bronchialkarzinom befaßt sind, vertreten werden können. In Amerika wird derzeit untersucht, inwieweit nach aggressiver Chemotherapie sekundär operiert werden kann. Hierzulande haben wir als Priorität nach wie vor die Frage des Wertes einer adjuvanten Chemotherapie nach primärer Operation. Es ist daher mein großes Interesse, daß möglichst viele der anwesenden Kollegen an unseren multizentrischen Protokollen zur adjuvanten Chemotherapie des operierten kleinzelligen Bronchialkarzinoms teilnehmen.

Seeber: Man kann in der Tat resümieren, daß es Patienten mit kleinzelligem Bronchialkarzinom gibt, die primär operiert werden können. Bei diesen ist dann sicher eine adjuvante Chemotherapie angebracht und sie sollten auch in solche Studien eingeschleust werden. Umgekehrt gibt es möglicherweise einige, wahrscheinlich wenige Patienten, die man sekundär bei primärer Inoperabilität nach chemotherapeutischer Induktion operieren sollte.

Maassen: Ich möchte noch ergänzend sagen, daß nach einer chirurgischen Behandlung einer streng regionalen Erkrankung nicht nur eine adjuvante Chemotherapie durchgeführt, sondern ähnlich wie bei den übrigen Patienten mit kleinzelligem Bronchialkarzinom und Langzeitchance eine Schädelbestrahlung erwogen werden muß.

Westerhausen: Man kann die Probleme der zusätzlichen Behandlungen nach Chemotherapie vereinfacht darstellen: Patienten, welche nicht in Vollremission kommen, haben leider eine nur geringe Lebenserwartung. Bei Patienten in Vollremission erscheint es uns zunehmend wichtig, diese sehr exakt zu definieren. Vielleicht ist es sinnvoll, bei fehlenden Hinweisen auf Medinastinalbefall die Gegend des Primärtumors sekundär zu operieren und dadurch die Zahl der Langzeitüberlebenden zu erhöhen.

Seeber: Die Definition der Vollremission ist in Essen in Kooperation mit der Klinik von Herrn Maassen relativ exakt gefaßt worden: Sie erfordert eine Rebronchoskopie bei primär bronchoskopisch positiven Patienten und ebenso eine zweite Mediastinoskopie bei Patienten mit früherem Mediastinalbefall. Letzteres erscheint uns einfach schon deshalb notwendig, weil wir uns nicht getrauen, einen Patienten mit sogenanntem NED-Status auf einen Arm zu randomisieren, der keine weitere Therapie vorsieht, wenn wir nicht sicher sind, daß tatsächlich die Orte des früheren Befalls auch bioptisch frei von Tumor sind.

Es taucht nun die Frage auf, welche Patienten mit kleinzelligem Bronchialkarzinom in Vollremission geeigneterweise einer sekundären Operation zugeführt werden sollen. Hierüber existieren offenbar noch keine verbindlichen Richtlinien. Problematisch ist offenbar auch die Tatsache der histologischen Tumorheterogenität, mit der wir besonders auch beim Bronchialkarzinom rechnen müssen, und es ist daher wünschenswert, daß an dieser Stelle, am Übergang unserer Diskussion der kleinzelligen und nichtkleinzelligen Bronchialkarzinome, die Pathologie zu Wort kommen soll.

Histologische Klassifikation und Histogenese des Lungenkrebses[1]

K.-M. Müller

Der Kliniker erwartet bei der Klassifikation bösartiger Lungentumoren vom Pathologen eine möglichst klare Aussage. Das Urteil des Morphologen ist wesentliche Voraussetzung für Therapie, Verlauf und Prognose der Erkrankung.

Bis heute ist man sich international darüber einig, daß für die tägliche Diagnostik der mikroskopische Befund ausschlaggebend ist. Entwicklung und Ausbau umfangreicher elektronenoptischer, histochemischer, morphometrischer und immunologischer Untersuchungsverfahren haben unsere Kenntnisse bei mehreren Tumortypen der Lunge zwar wesentlich erweitert, abgesehen von einzelnen spezifischen Fragestellungen – wie z.B. der Nachweis neurosekretorischer Granula in kleinzelligen Tumoren – bleiben diese Zusatzanalysen bisher wissenschaftlichen Programmen vorbehalten.

Die verständliche Forderung der behandelnden klinischen Kollegen nach einem verbindlichen histologischen Urteil stößt aber beim Bronchialcarcinom nicht selten auf erhebliche Schwierigkeiten, da die histologischen und zytologischen Befunde bei den bösartigen Tumoren der Lunge einer keinem anderen Organ vergleichbaren Vielfalt unterliegen. Noch vor 15 Jahren sprach Salzer bei seinen klinischen Überlegungen zur Histologie des Bronchuscarcinoms von einem „Fiasko der Klassifizierung", nachdem er verschiedene Pathologen zu denselben Tumoren konsultiert hatte.

Neuere Untersuchungsbefunde der letzten Jahre haben den Beweis dafür erbracht, daß die Ursache für das scheinbare Fiasko in erster Linie auf der großen biologischen Variabilität der bösartigen Lungentumoren beruht. Weniger bedeutsam dürfte heute die individuell unterschiedliche Handhabung von Klassifikationen durch die Morphologen sein.

Histologische Klassifikationen

In den letzten 60 Jahren sind wiederholt Vorschläge zur histologischen Klassifikation der Lungentumoren erarbeitet worden (Übersicht s. Müller, 1980). Breits 1924 finden sich in der Beschreibung von Marchesani die bis heute gültigen 4 großen Tumorgruppen wie Plattenepithelcarcinome, kleinzellige Carcinome, Adenocarcinome und großzellige Carcinome. In den Vorschlägen von Fischer (1931) und Lindberg (1935) stehen bei der Einteilung der Lungentumoren zytomorphologische Aspekte und Kriterien der Zellreife im Vordergrund. Bald (1957) unterschied 9 histologisch verschiedene Tumortypen, während Kreyberg (1962) sich

1 Originalversion (Englisch): Eur J of Resp Diseases (1984), Vol. 65, pp 4–19

Tabelle 1. Liste von Autoren, die histologische Klassifikationen bösartiger Lungentumoren vorgeschlagen haben

1924	Marchesani	1967	*World Health Organization*
1931	Fischer	1969	ECK et al
1935	Lindberg	1973	*Veterans Admin.* Lung canc. chem. *Group*
1957	Baló	1973	*Working Party* f. Th. of *Lung* cancer
1962	Kreyberg	1977	*World Health Organization*

bei der Gliederung der Tumoren in zwei Gruppen vorwiegend von ätiologischen Faktoren leiten ließ. Unter Berücksichtigung der Rauchgewohnheiten sind in der Kreyberg-Gruppe I die sog. Reizcarcinome den übrigen histologischen Tumortypen gegenübergestellt. Kreyberg war 1967 auch wesentlich an der Erarbeitung der ersten WHO-Klassifikation der Lungentumoren beteiligt (Tabelle 1). In dieser Einteilung wurde eine differenzierte Subtypisierung innerhalb von 5 großen histologisch unterschiedlichen Gruppen vorgenommen. Bei der Einteilung von Eck et al. (1969) wird wieder eine Orientierung am Grad der Differenzierung vorgeschlagen. Die 1973 vorgelegte VALG-Klassifikation der Veterans Administration Lung Cancer Chemotherapy Study Group (Yesner, 1973) und die noch stärker in histologische Untergruppen gegliederte WPL-Klassifikation 1973 der Working party for therapie of lung cancer wurde retro- und prospektiv an einem großen Beobachtungsgut bösartiger Lungentumoren überprüft. Dabei stellte sich heraus, daß wegen des großen histologischen Formenreichtums der Bronchial- und Lungentumoren eine sinnvolle Klassifikation nur durch eine enge Zusammenarbeit von Klinik und Pathologen möglich ist (Israel u. Chahinian, 1976).

Im Oktober 1977 haben Pathologen aus 12 verschiedenen Ländern eine Überarbeitung der histologischen Klassifikation der Lungentumoren bei der WHO vorgenommen (Sobin, 1979). In dieser überarbeiteten Fassung der WHO-Klassifikation von 1967 wird an den bei der Zusammenarbeit von Klinikern und Pathologen in den letzten 2 Jahrzehnten bewährten 4 histologischen Hauptgruppen bösartiger Lungentumoren festgehalten. Bei den Untergruppen wurden aber wesentliche Änderungen vorgenommen.

Histologische Tumortypen und Subtypen

Bei den Häufigkeitsangaben zu den verschiedenen histologischen Tumortypen finden sich im Schrifttum unterschiedliche Angaben, die in erster Linie von einer wechselnden Selektion des Untersuchungsgutes geprägt werden (Müller, 1978). (Geschlechtsspezifische Unterschiede mit einem z. B. wesentlich höheren prozentualen Anteil von Adenocarcinomen bei den Frauen spielen auch heute noch eine wesentliche Rolle.)

Plattenepithelcarcinom

Im unausgewählten pathologisch-anatomischen Untersuchungsgut ist das Plattenepithelcarcinom mit 40–50% aller histologischen Tumortypen am häufigsten. In allen größeren statistischen Analysen steht dieser Tumortyp beim Mann an erster Stelle, während bei Frauen Adenocarcinome und in manchen Kollektiven sogar auch kleinzellige Carcinome häufiger sind (Vollhaber, 1982; Abb. 1).

Plattenepithelcarcinome zeigen unterschiedliche Grade der Differenzierung, die in demselben Tumor gleichzeitig nebeneinander vorhanden sein können. Der Grad der Differenzierung sollte bei der Tumordiagnose mit einem histopathologischen Grading entsprechend den Vorschlägen zur TNM-Klassifikation der UICC versehen werden (Tabelle 2). (G_1 = hoher Grad, G_2 = mittlerer Grad, G_3 = geringer Grad, Gx = unbestimmbarer Grad der Differenzierung).

Hochdifferenzierte Plattenepithelcarcinome (G_1) bestehen aus Epidermisähnlichen Epithelkomplexen, die eine noch mehr oder weniger regelmäßige Zellschicht aufweisen. Die mittlere Zellgröße beträgt 16 µm ± 2,5 µm bei einer mittleren Kerngröße von 10,7 µm. Zwischen den Tumorzellen sind histologisch besonders bei Anwendung eines Grünfilters mit unterschiedlicher Konstanz Interzellularbrücken nachzuweisen (Abb. 2A). Zeichen der atypischen Keratinisierung bis

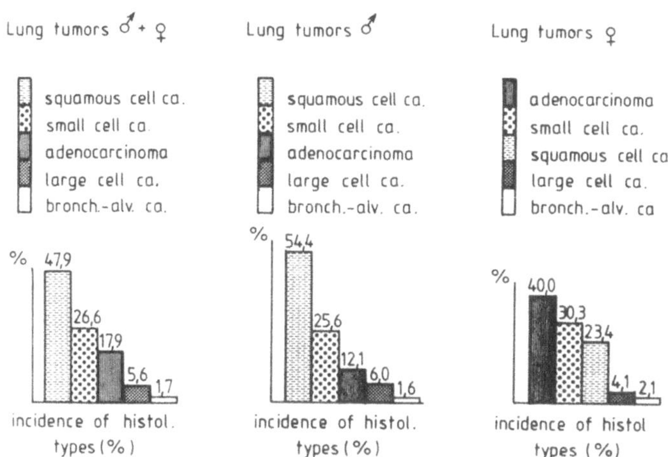

Abb. 1. Häufigkeiten der histologischen Tumortypen von Lungentumoren im klinischen Beobachtungsgut des Krankenhauses Heidelberg-Rohrbach (H. H. Vollhaber, 1981)

Tabelle 2. Histo-pathologisches Grading der Lungentumoren als Ergänzung zur TNM-Klassifikation der UICC (1979)

G 1	= high	
G 2	= Moderate	grade of differentiation
G 3	= low	
G X	= undetermined	

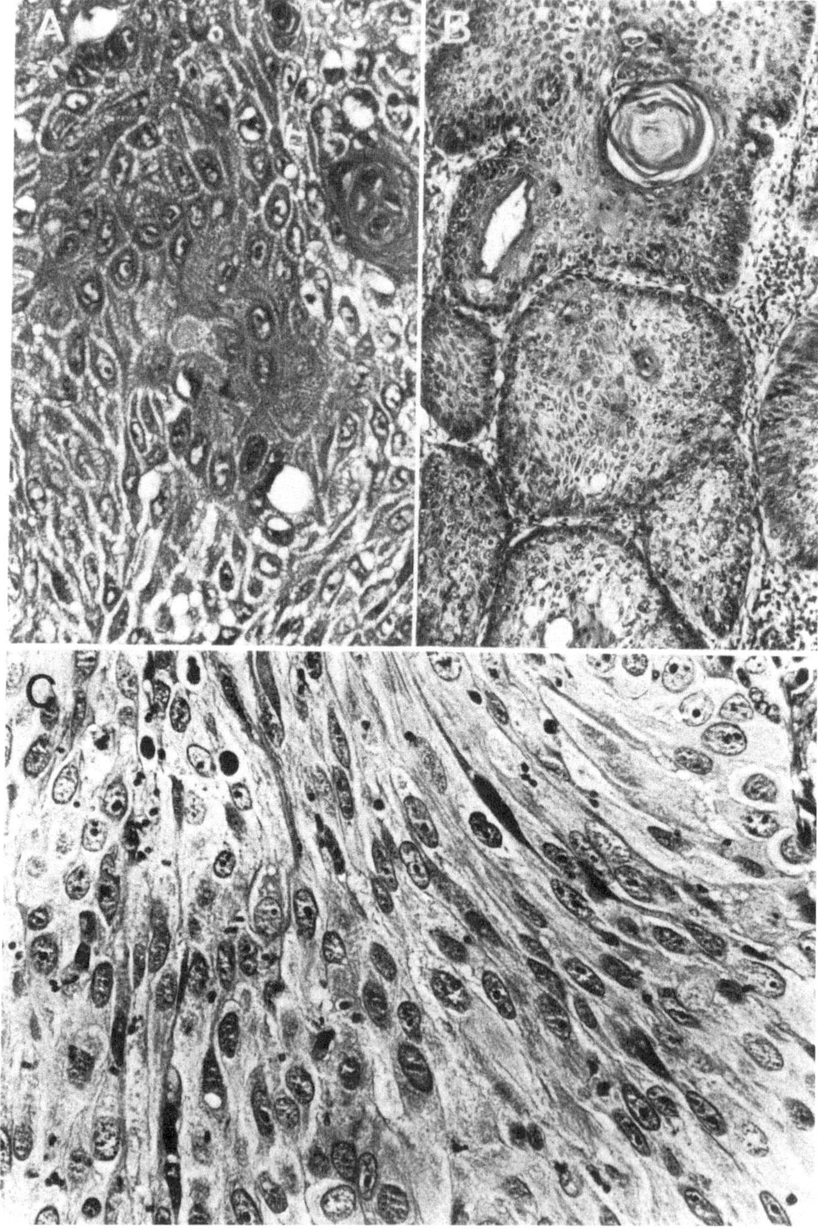

Abb. 2. A Plattenepithelkarzinom mit Interzellularbrücken (350 ×). **B** Konzentrische Verhornungskugeln in einem hochdifferenzierten Plattenepithelkarzinom (140 ×). **C** Spindelzellig differenziertes Plattenepithelkarzinom (350 ×)

zur Ausbildung konzentrisch geschichteter Hornperlen im Zentrum solider atypischer Plattenepithelverbände gestatten die Differenzierung in verhornende und nicht verhornende Plattenepithelcarcinome (Abb. 2 B).

Als wenig differenziert (G_3) sind Plattenepithelcarcinome zu klassifizieren, die nur in wenigen Anteilen des Tumors Keratinbildung und Zellbrücken aufweisen oder die charakteristischen Strukturen nur noch mit Mühe lichtmikroskopisch erkennen lassen. Die im Vergleich zu hochdifferenzierten Plattenepithelcarcinomen mehr anaplastischen Zellen zeigen einen oft nur lockeren Zellverband mit unregelmäßigen Zellformen und stärkergradiger Anisokaryose.

Mittelgradig differenzierte Plattenepithelcarcinome (G_2) enthalten ebenfalls vermehrt Kernatypien und Mitosen bei nur geringer Verhornungstendenz.

Elektronenoptisch sind die Kombination von Desmosomen und Tonofilamenten sowie intrazytoplasmatische Keratohyalingranula ein wesentlicher Hinweis für ein Plattenepithelcarcinom (Sasaki et al., 1964; Greene et al., 1969; Fasske, 1970; McDowell et al., 1978; Müller, G., 1982).

Bei ausführlicher Untersuchung von Plattenepithelcarcinomen im Resektions- oder Obduktionsgut kann man fast regelmäßig Areale verschiedener Differenzierungsgrade nachweisen. Diese Befunde sind ebenso wie eine mögliche histologische Heterogenität des Tumors zu berücksichtigen, wenn das entscheidende morphologische Urteil aus einer nur relativ kleinen Probeexcision des Tumors gestellt werden muß.

Als Variante des Plattenepithelcarcinoms wird das spindelzellige Plattenepithelcarcinom angesehen, bei dem histologisch gleichzeitig atypische Plattenepithelkomplexe und spindelzellige Tumorareale mit Sarkom-ähnlichem Wachstumsmuster vorhanden sind (Abb. 2 C).

Kleinzelliges Carcinom

Das kleinzellige Bronchialcarcinom ist mit 15–25% der zweithäufigste histologische Tumortyp unter den Bronchialcarcinomen. Im Obduktionsgut finden sich relativ hohe Prozentzahlen (bis 40%), im klinischen Beobachtungsgut liegen die Häufigkeitsangaben überwiegend um 20%. Die Tumoren beginnen oft als kleine Plaques innerhalb der Schleimhaut mit rascher submuköser Ausbreitung und Gefäßeinbruch. Gemeinsames histologisches Merkmal kleinzelliger Bronchialcarcinome sind nacktkernig erscheinende kleine, zytoplasmaarme, lymphozytenähnliche oder spindelige Tumorzellen (mittlerer Zelldurchmesser $6{,}8 \pm 1{,}2$ µm bei einem Kerndurchmesser von $5{,}2 \pm 0{,}8$ µm). In der WHO-Klassifikation von 1977 werden als Subtypen des kleinzelligen Bronchialcarcinoms das oat-cell-carcinoma, der intermediate cell type (früher fusiforme und polygonale kleinzellige anaplastische Carcinome) und das combined oat cell carcinoma unterschieden.

Die Einordnung der kleinzelligen Bronchialcarcinome vom *oat-cell-type* in eine eigene Gruppe ist durch ihre offenbare histogenetische Beziehung zu den endokrinen Zellen vom Kultschitzky-Typ im Bronchialsystem (Teil des sog. APUD-Systems) begründet. Typische elektronenoptische Befunde sind intrazy-

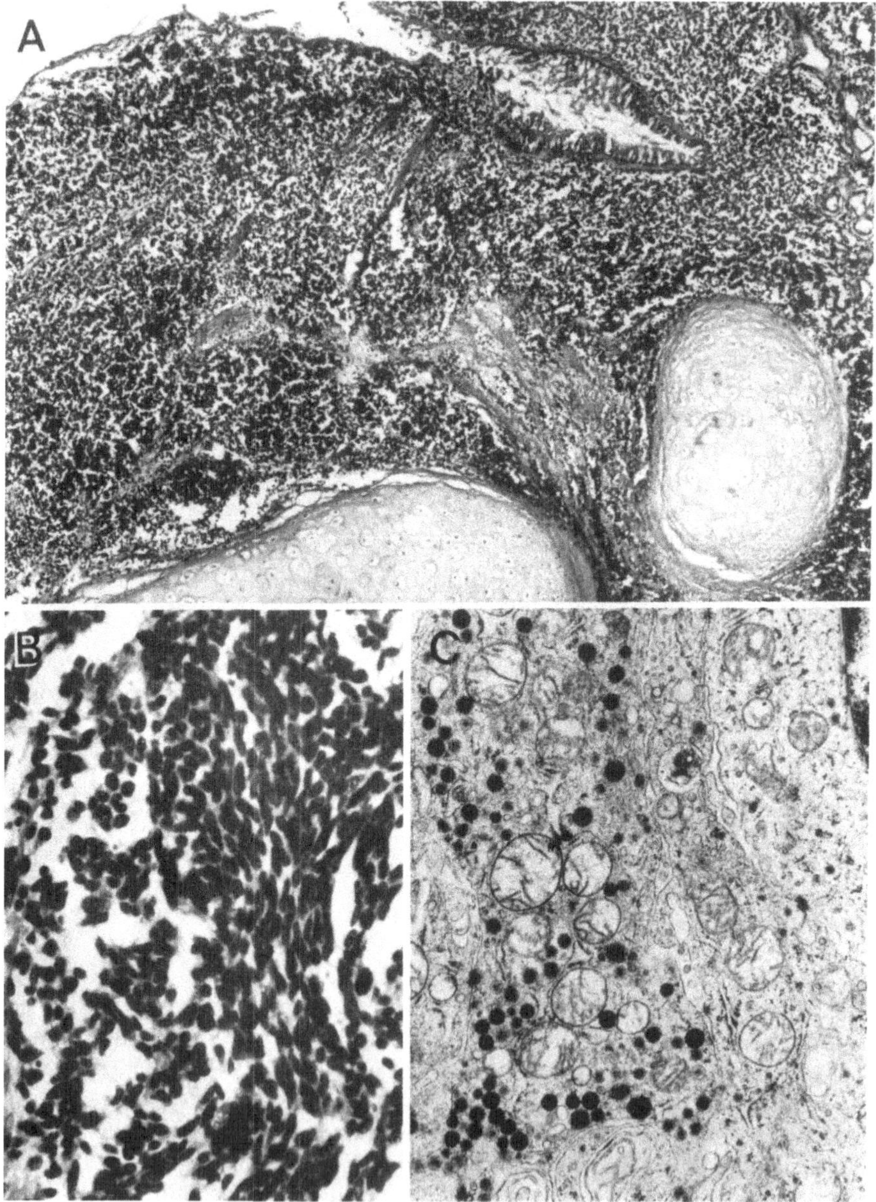

Abb. 3. Kleinzelliges Bronchialkarzinom. **A** Übersicht der Bronchialschleimhaut mit diffuser Infiltration eines kleinzelligen Karzinoms (55 ×). **B** Mikrofotogramm eines Oat-cell-Karzinoms (350 ×). **C** Intracytoplasmatische neurosekretorische Granula (29.000 ×)

toplasmatische, wechselnd zahlreiche, den neurosekretorischen Granula ähnliche Strukturen (Abb. 3 C). Die Granula werden als Speicherorgane für Amine und/ oder Peptidhormone angesehen und sind mit klinischen Zeichen paraneoplastischer Syndrome bei abnormer Hormonproduktion korrelierbar (Bensch et al., 1968; Hattory et al., 1972; Ranchod, 1977, Gould et al., 1978; Li et al., 1981). Nach diesen Befunden spricht vieles dafür, die ektodermalen neurosekretorischen Zellen im Bronchialsystem als gemeinsamen Ursprung für die Carcinoidtumoren des Bronchus und das kleinzellige Bronchuscarcinom vom oat cell-type zu betrachten. In diesem Zusammenhang erlangen die sog. Tumorlets besondere Bedeutung. In Lungen mit kleinzelligen Bronchialcarcinomen vom oat-cell-type werden gelegentlich multiple „carcinoid tumorlets" gefunden, die als mögliche Vorstufen des Carcinoms diskutiert werden (Churg u. Warnock, 1976; Ranchod, 1977; Müller et al., 1981).

Kleinzelliges Carcinom vom intermediate cell type

Bei diesem histologischen Typ des kleinzelligen Carcinoms sind die Tumorzellen mehr polygonal oder spindelig und insgesamt weniger regelmäßig als beim oat-cell-type. Das kleinzellige Carcinom vom intermediate cell type der WHO-Klassifikation 1977 entspricht dem fusiformen und polygonalen Typ des kleinzelligen anaplastischen Carcinoms der WHO-Klassifikation 1967.

Kleinzelliges Carcinom vom Typ des combined oat cell carcinoma

Bei der weitergehenden Subtypisierung des kleinzelligen Carcinoms ist die fast tägliche Erfahrung berücksichtigt, daß innerhalb desselben Tumors neben kleinzelligen Anteilen vom oat-cell-type auch histologische Differenzierungsformen eines Plattenepithelcarcinoms und/oder Adenocarcinoms vorkommen können (McDowell u. Trump, 1981).

Adenocarcinome

Adenocarcinome der Lunge stehen bei Männern in der Häufigkeitsskala an 3. Stelle, bei Frauen ist es der häufigste histologische Tumortyp. Der Gesamtanteil beträgt etwa 15–20%. Von einzelnen Autoren werden in jüngerer Zeit aber wesentlich höhere prozentuale Anteile dieses histologischen Tumortyps angegeben (Vincent et al., 1977; Valaitis et al., 1981).

Histologisch sind die Tumoren gekennzeichnet durch den Aufbau aus atypischen, drüsenähnlichen Strukturen. Die kubischen bis zylindrischen, oft schleimproduzierenden Zellen mit basal liegenden Zellkernen bilden tubuläre, azinäre

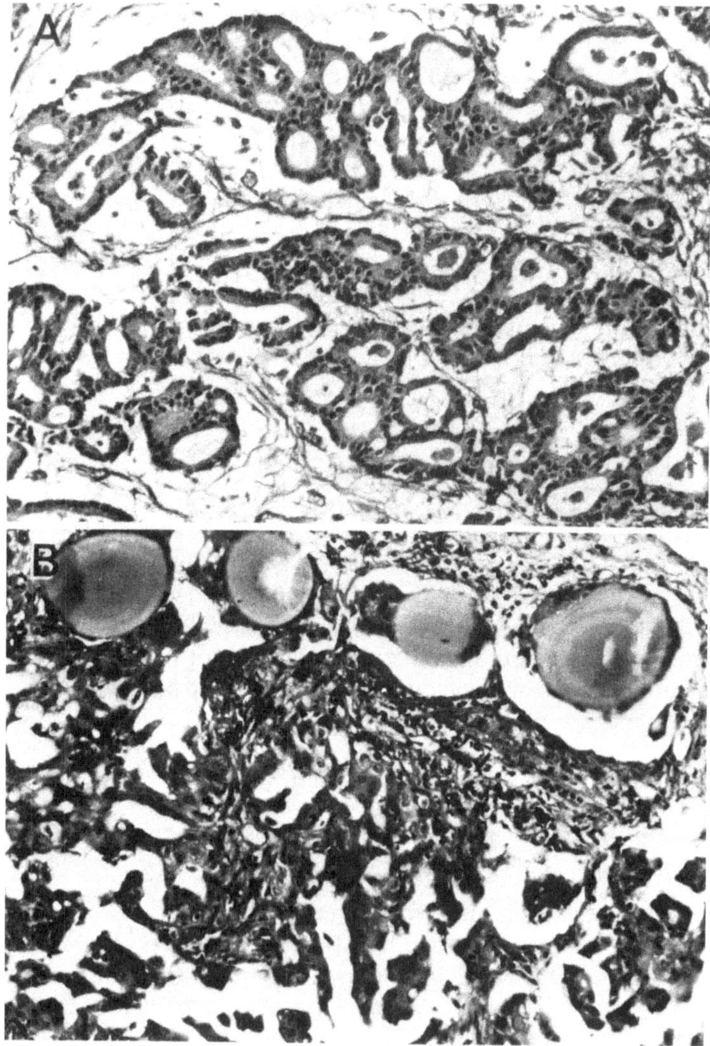

Abb. 4. Adenokarzinom. **A** Azinäres Adenokarzinom mit drüsenähnlichen Strukturen (140 ×).
B Papilläres Adenokarzinom mit 4 Psammonkörpern (140 ×)

oder papilläre Formationen. Verschiedene Differenzierungsgrade können bei Berücksichtigung qualitativ und quantitativ unterschiedlich ausgeprägter atypischer drüsiger Strukturen angegeben werden (Fasske, 1970; Schubert, 1975; Müller, 1976). Die mittlere Größe der einzelnen Tumorzellen ist ähnlich den Zellen von Plattenepithelcarcinomen mit Werten von $14,5 \pm 2,5$ µm bei einem mittleren Kerndurchmesser von $9 \pm 1,5$ µm.

Nach dem vorherrschenden atypisch-drüsigen Bautyp werden in der WHO-Klassifikation 1977 folgende 4 histologische Typen des Adenocarcinoms unterschieden:

1. Acinäre Adenocarcinome zeigen einen überwiegend drüsigen Aufbau mit Ausbildung von Acini und Tubuli.
2. Papilläre Adenocarcinome sind durch vorwiegend zottenartige papilläre Strukturen im Bereich pseudoalveolärer oder glandulärer Tumorareale ausgezeichnet. Dieser Tumortyp wird besonders in Verbindung mit Lungennarben als sog. Narbencarcinom beobachtet und enthält relativ oft geschichtete Psammomkörper (Abb. 4 B).
3. Solide, schleimbildende Adenocarcinome sind durch relativ großzellige Tumorstrukturen ohne Differenzierung von azinären, tubulären oder papillären Anteilen charakterisiert. Bei diesem histologischen Typ des Adenocarcinoms ist der histochemische Schleimnachweis zur Abgrenzung von Tumoren der Gruppe großzelliger Carcinome unerläßlich.
4. Bronchiolo-alveoläre Carcinome (Alveolarzellcarcinom) breiten sich infiltrierend im Lungenparenchym mit tapetenartiger Auskleidung der Alveolarräume unter Benutzung der vorgebildeten Lungenstruktur aus. Als Ausgangszellen dieser seltenen Tumorform des Adenocarcinoms (1% aller bösartigen Lungentumoren) werden Epithelzellen der bronchiolären Endstrecke, Clarazellen und Pneumozyten II des Alveolarepithels diskutiert (Nash et al., 1972; Kuhn, 1972; Mollo et al., 1973; Greenberg et al., 1975; Bedrossian et al., 1975; Jacques u. Currie, 1977; Singh et al., 1981). Differentialdiagnostisch ist bei diesem Tumortyp die sichere Abgrenzung von metastatisch-pneumonischem Tumorwachstum extrapulmonaler Tumoren bisweilen schwierig bzw. unmöglich.

Elektronenmikroskopisch sind die Zellen von Adenocarcinomen ausgezeichnet durch einen unterschiedlichen Gehalt an sekretorischen, wechselnd elektronendichten Granula und einem oft hohen Gehalt von Mitochondrien. Die Tumorzellen haben große Ähnlichkeit mit schleimbildenden Zellen und deren Vorstufen des Oberflächenepithels von Bronchien und Bronchiolen bzw. der Epithelzellen von Bronchialwanddrüsen (Shimosato, 1980). Tumorzellen von papillären Adenocarcinomen zeigen Strukturmerkmale ähnlich den Pneumozyten II mit lamellar bodies and intracytoplasmic vacuoles.

Großzellige Bronchialcarcinome

In dieser Tumorgruppe werden meist solide Lungentumoren zusammengefaßt, die vorwiegend aus großkernigen, zytoplasmareichen Zellen mit einem mittleren Zelldurchmesser von 40 µm mit Übergängen zu mehrkernigen Riesenzellen und zahlreichen Mitosen zusammengefaßt (Abb. 5). Während dieser Tumortyp im Obduktionsgut relativ häufig ist, ist insgesamt der prozentuale Anteil vorwiegend großzelliger Lungentumoren nur mit ca. 10% anzusetzen. Die in einzelnen Statistiken wesentlich höheren Zahlenangaben zum großzelligen Carcinom resultieren aus der Übernahme auch nur partiell großzelliger bzw. „polymorphzelliger" Tumortypen in diese Gruppe (Mitchell et al., 1980; Takenaga et al., 1980; Eskenasy, 1982). Besonders die Abgrenzung zum großzelligen Adenocarcinom erfordert

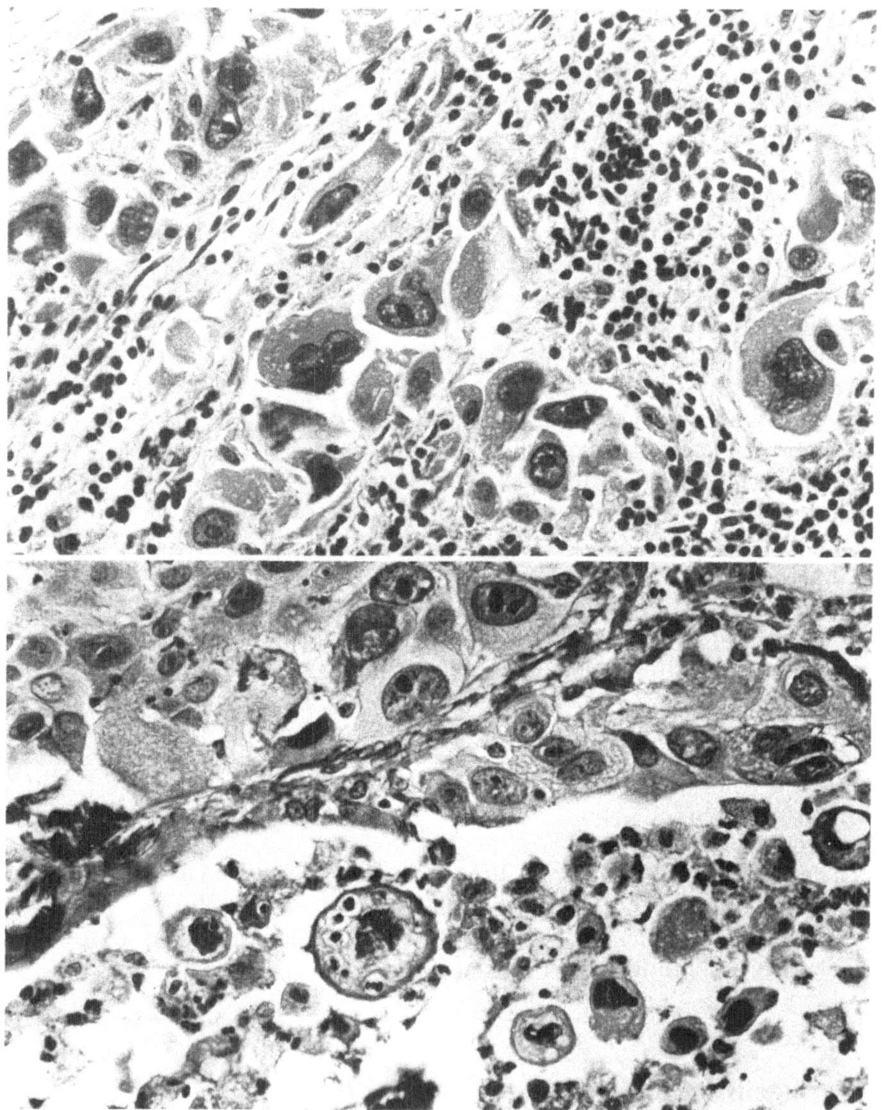

Abb. 5. Großzelliges Karzinom mit teilweise mehrkernigen Riesenzellen und Tumorzell-Emperipolesis

spezielle histochemische Analysen. Als Varianten des großzelligen Carcinoms
werden in der WHO-Klassifikation 1977 unterschieden:

1. Großzellige Carcinome mit Riesenzellen- (giant-cell-carcinoma), die histologisch durch 50–70 µm im Durchmesser große, bizarr geformte und häufig
   mehrkernige Zellen umgeben von kleineren anaplastischen Tumorzellen ausgezeichnet sind. Das stark entwickelte Zytoplasma enthält oft Reste von pha-

gozytierten Granulozyten und Kerntrümmer mit Zeichen der Tumorzell-Emperipolesis (Wang et al., 1976).
2. Hellzellige Bronchialcarcinome als Variante des großzelligen Carcinoms bestehen vorwiegend aus großen Tumorzellen mit hellem, schaumigen Zytoplasma ohne histochemisch möglichen Mucinnachweis. Differentialdiagnostisch ist bei diesem Tumortyp die Abgrenzung von hellzelligen Anteilen eines Adenocarcinoms oder Anteilen einer Metastase z. B. eines Nierencarcinoms im Einzelfall schwierig.

Heterogenität bösartiger Lungentumoren
Einordnung kombinierter Tumorformen

Die vorstehend erläuterte histologische Klassifikation ermöglicht in der Mehrzahl bösartiger Lungentumoren eine reproduzierbare gruppenweise Zuordnung nach histologischen und zytologischen Kriterien. Im Regelfall wird man sich am histologisch quantitativ vorherrschenden Zelltyp unter Berücksichtigung auch besonders der niedrigst differenzierten Tumorstrukturen orientieren. Wiederholt und in jüngster Zeit verstärkt wird von vielen Autoren aber auf die große Heterogenität der Tumorzellen in Bronchialcarcinomen hingewiesen (Matthews, 1976; Larsson u. Zettergren, 1976; McDowell u. Trump, 1981, u. a.). Diese oft erst bei aufwendigen Untersuchungen histologisch faßbare zelluläre Heterogenität innerhalb desselben Tumors läßt sich auch mit zytophotometrischen Analysen über den oft sehr unterschiedlichen DNA-Gehalt der Tumorzellen messen. Nach eigenen Untersuchungsbefunden an unbehandelten bösartigen Lungentumoren aus dem Obduktionsgut waren 30% der Carcinome aus histologisch verschiedenen Zelltypen zusammengesetzt. Dabei enthielten Plattenepithelcarcinome sowohl kleinzellige als auch großzellige Anteile. Adenocarcinome waren innerhalb desselben Tumors mit kleinzelligen und großzelligen Tumorkomplexen kombiniert. Impulscytophotometrisch wiesen 44% der Tumoren zwei oder mehr Zellinien unterschiedlichen DNA-Gehaltes auf. Die Polyclonalität der Tumoren war nicht mit Tumorgröße und Metastasierungstendenz korreliert. Die cytophotometrisch ermittelte Heterogenität war nicht immer mit den Befunden einer unterschiedlichen histologischen Differenzierung gekoppelt. Auch histologisch „reinrassig" erscheinende Tumoren wiesen Zellen verschiedenen DNA-Gehaltes auf, während einzelne Tumoren mit histologisch unterschiedlichen Komponenten nur mit einer Zellinie korreliert waren (Höring et al., 1981).

Einordnung von Kombinationstumoren

Der alltäglichen Beobachtung der häufigen Heterogenität der Tumorzellen in Bronchialcarcinomen mit gleichzeitig histologisch unterschiedlichen Wachstumstypen muß auch als Erklärung für mögliche Diskrepanzen bei der histologischen

Tabelle 3. Histologische Klassifikation von kombinierten bösartigen Lungentumoren in Anlehnung an die verschiedenen Tumortypen der WHO-Klassifikation 1977/1981

1) Adenocarcinoma + squamous carcinoma	= adenosquamous carcinoma	(group 5)
2) Squamous carcinoma + spindle cell component	= spindel cell squamous ca.	(group 1a)
3) Oat cell carcinoma + *minor* component with tubules, mucin or larger cells	= oat cell carcinoma	(group 2a)
4) Oat cell carcinoma + *distinct* components of squamous ca. or adenocarcinoma	= combined oat cell carcinoma	(group 2c)

Analyse desselben Tumors durch verschiedene Untersucher berücksichtigt werden.

Die histologische Klassifikation der WHO von 1977 berücksichtigt die relativ häufige biologische Variabilität innerhalb eines Tumors und enthält Richtlinien für den Morphologen zur Einordnung von Kombinationsformen. Bei einer eigenen Gruppe der Adenosquamous carcinoma sind Tumoren einzuordnen, die gleichzeitig ausgedehntere und eindeutige Strukturen eines Adenocarcinoms und eines Plattenepithelcarcinoms enthalten. Für die Kombination von Strukturen eines Plattenepithelcarcinoms mit spindelzelligen Anteilen ist die Subtypisierung des spindelzelligen Plattenepithelcarcinoms bei der Gruppe der Plattenepithelcarcinome vorgesehen.

Auch für die kombinierten kleinzelligen Carcinome mit anderen histologischen Tumortypen wurden Empfehlungen zur Subtypisierung erarbeitet. Liegen in einem kleinzelligen Carcinom nur geringe Anteile tubulärer Strukturen, Mucin-enthaltene oder größere Zellen vor, so sollte die Einordnung entsprechend des vorherrschenden Zelltyps beim kleinzelligen Adenocarcinom erfolgen. Sind in einem Tumor schließlich sowohl kleinzellige Carcinomanteile als auch deutliche plattenepitheliale Strukturen und/oder Anteile eines Adenocarcinoms vorhanden, so wird die Einordnung beim 3. Subtyp des kleinzelligen Carcinoms, dem kombinierten oat-cell-carcinoma empfohlen (Tabelle 3).

Histogenetische Aspekte/präneoplastische lesions

Das vielfältige histologische Bild bösartiger Lungentumoren und die häufige Heterogenität innerhalb desselben Tumors werfen die Frage nach der Histogenese der Neubildungen auf. Nach unserer heutigen Kenntnis gehen bösartige Tumoren der verschiedenen Organe nicht unmittelbar aus einer „normalen" Zelle hervor, sondern sind als Folge einer Reihe von Zell- und Gewebsveränderungen anzusehen. Die unterschiedliche histologische Differenzierung manifester bösartiger Lungentumoren läßt sich zum Teil aus dem bereits normalerweise unterschiedlichen Differenzierungsmuster der Zellen der Bronchialschleimhaut mit Kinozilien-tragenden Zylinderepithelien, schleimbildenden Zellen, Basalzellen und Zellen des APUD-Systems ableiten. Daneben lassen sich zwischen dem regelrechten Schleimhautbefund und dem manifesten Carcinom licht- und elektronenoptische Befunde erheben, die als fakultative präneoplastische Läsionen gewertet werden müssen und Hinweise zur Histogenese der verschiedenen Tumortypen geben. Diese morphologischen Befunde der Präneoplasien im Bronchialsystem sind den Veränderungen im Bereich anderer Organe an die Seite zu stellen (Grundmann, 1980).

Der fast regelmäßige Nachweis präneoplastischer Epithelläsionen im Bronchialsystem von Patienten mit manifesten Carcinomen ist als wesentliches Indiz für die Annahme von histogenetischen Reihen bei der Tumorentwicklung zu sehen, wobei im phasenweisen Ablauf der Tumorentwicklung noch viele Fragen offen sind (Lit. s. Auerbach et al., 1978; McDowell et al., 1978; Müller, 1979, Nasiell et al., 1982). Nach charakteristischen licht- und elektronenoptischen Befunden sind als Präneoplasien hyperplastische, metaplastische und dysplastische Epithelanomalien bis hin zum Carcinoma in situ heute morphologisch klar definiert. Bei der Basalzellhyperplasie sind die normalerweise in einer Schicht der Basalmembran anliegenden Basalzellen auf 3 bis 10 Zellschichten vermehrt (Abb. 6 C). Basalzellhyperplasien und Becherzellhyperplasien sind als Ausdruck eines gestörten zellulären Schleimhautaufbaues z. B. bei chronischen Reizzuständen wie bei starkem Inhalationsrauchen ein fast alltäglicher Befund. Diese Schleimhautanomalien sind z. B. nach Ausschalten der chronischen Noxe rückbildungsfähig.

Häufigster Vertreter präneoplastischer Epithelanomalien im Bronchialsystem sind Plattenepithelmetaplasien, Mikropapillomatosen und Epitheldysplasien bis hin zum Carcinoma in situ (Lit. s. Müller, 1979). Der morphologische Nachweis dieser Befunde im Bronchialsystem ist mit einem erhöhten Risiko für die spätere Entwicklung eines manifesten Carcinoms korrelierbar. Dysplastische Epithelveränderungen im Bronchialsystem sind durch zelluläre Atypien in metaplastischen Gewebsarealen charakterisiert. Die Einteilung gradueller Unterschiede (Dysplasie Grad I–III) basiert auf zytologisch und zytophotometrisch gewonnen Kriterien (Nasiell et al., 1977). Je nach Schweregrad der histologisch graduierbaren Epithelanomalien in einem gestörten Gewebsverband sind bei Dysplasien elektronenoptisch Strukturanomalien nachzuweisen, die mit einem Verlust spezifischer Zellfunktion und einer gestörten genetischen Information im Zusammenhang mit der fakultativen Entwicklung eines Carcinoms zu werten sind (Lit. s. G. Müller, 1981). Obwohl bei schweren Dysplasien und beim Carcinoma in situ die Strukturanomalien der Einzelzelle von der Zelle eines manifesten Carcinoms oft nicht mehr zu unterscheiden sind, liegt noch kein Carcinom vor, da das wesentliche Kriterium des infiltrierenden Tumorwachstums fehlt.

Den im menschlichen Bronchialsystem nachweisbaren präneoplastischen Schleimhautalterationen sind entsprechende tierexperimentelle Befunde nach Einwirkung kanzerogener Noxen an die Seite zu stellen (Lit. s. Harris et al., 1973; Nettesheim u. Schreiber, 1975; Reznik-Schüller, 1977; Kobayashi et al., 1978; Becci et al., 1978; Mohr, 1979; Kato et al., 1982).

Aus den morphologisch faßbaren, lokal multifokal und nebeneinander auch unterschiedlich vorhandenen Präneoplasien der Bronchialschleimhaut lassen sich Carcinome verschiedener histologischer Strukturen und Differenzierungen wie Plattenepithelcarcinome, großzellige und kleinzellige Carcinome ableiten (Abb. 6). Andererseits ist aus der Ultrastruktur manifester Tumoren bedingt ebenfalls ein Rückschluß auf die Histogenese der einzelnen Tumortypen möglich. Adenocarcinome und kombinierte Plattenepithel-Adenocarcinome können

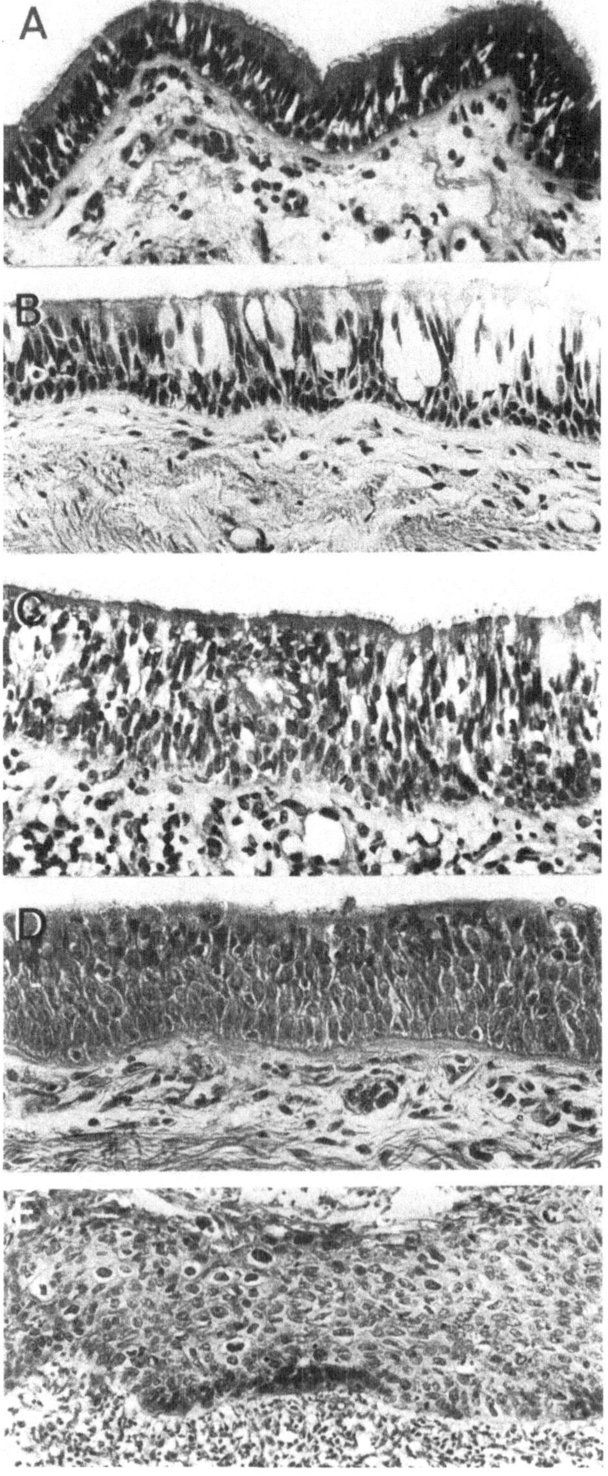

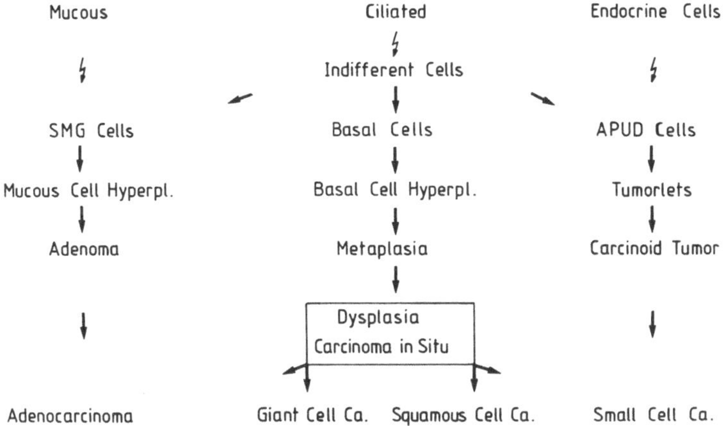

Abb. 7. Hypothetische Wege der Histogenese verschiedener histologischer Tumortypen bösartiger Lungentumoren

durch eine gleichzeitige neoplastische Proliferation von unterschiedlich differenzierten schleimbildenden Zellen und atypischen Basalzellen der Bronchialschleimhaut ihren Ausgang nehmen. Der elektronenoptische Nachweis von Schleimsckretion, Keratinproduktion und neurosekretorischer Granula innerhalb derselben Zelle eines histologisch kleinzelligen Bronchialcarcinoms unterstreicht aber die Schwierigkeit eines schematisierten histogenetischen Konzeptes und hat zur Annahme einer „indifferenten Zelle" als mögliche Vorläuferzelle eines kombinierten bösartigen Lungentumors geführt (McDowell u. Trumpf, 1981).

Auf die mögliche histogenetische Beziehung des kleinzelligen Carcinoms vom oat-cell-type zu den neurosekretorischen Zellen vom Kultschitzky-Typ des Bronchialcarcinoms und der seromukösen Bronchialwanddrüsen wurde bereits eingegangen.

Obwohl dem Pathologen heute zahlreiche stationäre Befunde präneoplastischer Veränderungen des Bronchialsystems bekannt sind, bleiben auf dem Weg von der Präneoplasie bis hin zum manifesten Carcinom noch viele Fragen offen. Wesentliche Schritte im Rahmen des dynamischen Prozesses der Tumorentwicklung sind in einem groben Raster durch statische Momentaufnahmen vom Morphologen zu belegen, aber auch zu hinterfragen (Abb. 7). Ähnliches gilt für die morphologische Beurteilung manifester Carcinome. Es ist dringend notwendig, international vereinbarte, exemplarisch vorgegebene histologische Klassifikationen bei der routinemäßigen histologischen Diagnose bösartiger Lungentumoren anzuwenden. Das durch den Morphologen gefällte Urteil sollte aber besonders unter dem Aspekt der häufigen morphologischen Heterogenität und des sehr variablen biologischen Verhaltens der Tumoren im Einzelfall kritisch vom Kliniker bewertet werden.

Abb. 6. Präneoplastische Epithelveränderungen der Bronchialschleimhaut. **A** Regelrechtes Oberflächenepithel (350 ×). **B** Becherzellenhyperplasie (350 ×). **C** Basalzellenhyperplasie (350 ×). **D** Leichte Dysplasie (350 ×). **E** Carcinoma in situ (175 ×)

Literatur

Auerbach D, Saccomanno G, Kuschner M, Brown RD, Garfinkel L (1978) Histologic findings in the trachobronchial tree of uranium miners and non-miners with lung-cancer. Cancer 42:483–489

Baló J (1957) Der Alveolarzellkrebs der Lunge. Frankf Z Path 68:530–551

Becci PJ, McDowell EM, Trump BF (1978) The respiratory epithelium. IV. Histogenesis of epidermoid metaplasia and carcinoma in situ in the hamster. J Natl Cancer Inst 61:607–618

Bedrossian CWM, Weilbaecher DG, Bentick DC, Greenberg D (1975) Ultrastructure of human bronchiolo-alveolar cell carcinoma. Cancer 38:1399–1413

Bensch KG, Corrin B, Pariente R, Spencer H, Path FC (1968) Oat cell carcinoma of the lung. Cancer 22:1163–1172

Churg A, Warnock ML (1976) Pulmonary tumorlet. A form of peripheral carcinoid. Cancer 37:1469–77

Eck H, Haupt R, Rothe G (1969) Die gut- und bösartigen Lungengeschwülste. In: Uehlinger E (Hrsg) Handbuch der Speziellen Pathologischen Anatomie und Histologie, Bd III/4. Springer, Berlin Heidelberg New York, S 1–401

Eskanasy A (1982) Giant cell carcinoma of the lung. Morphol Embryol (Bucur) 28:35–45

Fasske E (1970) Histo- und Cytomorphologie der Lungencarcinome. Internist 11:318–327

Fischer W (1931) Die Gewächse der Lunge und des Brustfells. In: Henke F, Lubarsch O (Hrsg) Handbuch der Speziellen Pathologischen Anatomie und Histologie, Bd III/3, Springer, Berlin S 509–606

Gould VE, Chejfec G (1978) Ultrastructural and biochemical analysis of „undifferentiated" pulmonary carcinomas. Human Pathol 9:377–384

Greenberg SD, Smith MN, Spjut HJ (1975) Bronchiolo-alveolar carcinoma-cell of origin. Am J Clin Pathol 63:153–167

Greene JG, Brown AL, Divertie MB (1969) Fine structure of squamous cell carcinoma of the lung. Mayo Clin Proc 44:85–95

Grundmann E (1980) Precancerous lesions and their clinical consequences. Arch Geschwulstforsch 50:539–548

Harris CC, Kaufmann DG, Sporn MB, Safiotti U (1973) Histogenesis of squamous metaplasia and squamous cell carcinoma of the respiratory epithelium in an animal model. Cancer Chemother. Rep. p 3, vol 4, No 2, pp 43–54

Hattori S, Matsuda M, Tateishi R, Nishihara N, Horai T (1972) Oat cell carcinoma of the lung. Clinical and morphological studies in relation to its histogenesis. Cancer 30:1014–1024

Hermanek P, Gall FP (1979) Häufigkeit der histologischen Haupttypen. Hermanek/Gall – Lungentumoren. Kompendium der klinischen Tumorpathologie, Bd 2. Witzstrock, Baden-Baden

Höring E, Wörmann B, Büchner T, Müller K.-M. (1983) Heterogeneity of tumor cells in human bronchial carcinoma, histological and flow-cytomorphometrical analysis. In Georgii A (Hrsg) Verh Dtsch Krebs Ges Bd 4. Fischer, Stuttgart, S. 846

Israel L, Chahinian AP (1976): Lung cancer. Natural history, prognosis and therapy. Academic Press, New York San Francisco London

Jacques I, Currie W (1977) Bronchiolo-alveolar carcinoma: A clara-cell tumor? Cancer 40:2171–2180

Kato H, Konaka C, Hayata Y, Ono I, Simura I, Natsushima Y, Tahara M, Lei I, Nasiell M, Auer G (1982) Lung cancer histogenesis following in vivo bronchial injections of 20-Methylcholanthrene in dogs. Early detection and localization of lung tumors in high risk groups. (PR Band, ed). Recent Results in Cancer Research. Springer, Berlin Heidelberg New York

Kobayashi N, Kanisawa M, Okamoto T, Okiba M, Katsuki H (1978) Sequential cytologic study of the development of squamous cell carcinoma induced in subcutaneously implanted bronchial autograft of dog. Acta Cytol 22:99–104

Kreyberg L (1962) Histological lung cancer types. A morphological and biological correlation. Norwegian University Press, Oslo

Kuhn C (1972) Fine structure of bronchiolo-alveolar cell carcinoms. Cancer 30:1107–1118

Larsson S, Zettergren L (1976) Histological typing of lung cancer. Application of the World Health Organization classification to 479 cases. Acta Path Microbiol Scand [A] 84:529–537

Li W, Hammar SP, Jolly PC, Hill LD, Anderson RP (1981) Unpredictable course of small cell undifferentiated lung carcinoma. J Thorac Cardiovasc Surg 81:34–43

Lindberg K (1935) Über die Histologie des primären Lungenkrebses. Arbeiten aus dem Pathologischen Institut der Universität Helsingfors (Jena) 8:225–473

Marchesani W (1924) Über den primären Bronchialkrebs. Frankf Pathol 30:158–190

Matthews MJ (1976) Problems in morphology and behavior of bronchopulmonary malignant disease. In: Israel L, Chahinian AP (Hrgs) Lung cancer. Natural history, prognosis and therapy. Academic Press, New York San Francisco London, pp 23–62

McDowell E, McLaughlin JS, Merenyl DK, Kieffer RF, Harris CC, Trump BF (1978) The respiratory epithelium. V. Histogenesis of lung carcinomas in the human. J Natl Cancer Inst 61:539–606

McDowell EM, Trump BF (1981) Pulmonary small cell carcinoma showing tripartite differentiation in individual cells. Hum Pathol 12:286–294

Mitchell DM, Morgan PGM, Ball JB (1980) Prognostic features of large cell anaplastic carcinoma of the bronchus. Thorax 35:118–122

Mohr M (1979) Ätiologie und Pathogenese der frühen neoplastischen Veränderungen an Experimentalbeispielen. Verh Dtsch Krebsges, Bd II, Fischer, Stuttgart New York S 165–174

Mollo F, Canese MG, Campobasso O (1973) Human peripheral lung tumours: light and electron microscopic correlation. Brit J Cancer 27:173–182

Müller G (1982) Krebsvorstadien der Bronchialschleimhaut. Licht- und elektronenmikroskopische Untersuchungen. Inaugural-Dissertation, Münster

Müller K-M (1978) Morphologie und Epidemiologie des Bronchialcarcinoms. Verh Dtsch Krebsges 1:353–378

Müller K-M (1979) Krebsvorstadien der Bronchialschleimhaut. Verh Dtsch Ges Path 63:112–131

Müller K-M (1980) Problematik der histologischen Klassifikation des Bronchialkarzinoms. Onkologie 3:127–132

Müller K-M (1981) Präneoplasien im Bronchialsystem. Atemwegs-Lungenkrankh 7:330–334

Nash G, Langlinais PD, Greenawald KA (1972) Alveolar cell carcinoma: Does it exist? Cancer 29:322–326

Nasiell M, Sinner W, Tornvall G, Vogel B, Enstad I (1977) Clinically occult lung cancer with positive sputum cytology and primary negative roentgenologic findings. Scand J Resp Dis 58:134–144

Nasiell M, Carlens E, Auer G, Hayata Y, Kato H, Konaka C, Roger V, Nasiell K, Enstad I (1982) Pathogenesis of bronchial carcinoma, with special reference to morphogenesis and the influence on the bronchial nucosa of 20-Methylcholanthrene and cigarette smoking. Early detection and localization of lung tumors in high risk groups. (PR Band, ed). Recent Results of Cancer Research. Springer, Berlin Heidelberg New York

Nettesheim P, Schreiber H (1975) Advances in experimental lung cancer research. In: Grundmann E (Hrsg) Handbuch der Allgemeinen Pathologie, Bd VI/7, Geschwülste. Springer, Berlin Heidelberg New York, S 603–691

Ranchod M (1977) The histogenesis and development of pulmonary tumourlets. Cancer 39:1135–1145

Reznik-Schüller H (1978) Sequential morphologic alterations in the bronchial epithelium of Syrian golden hamsters during N-nitroso-morpholine-induced pulmonary tumorigenesis. Am J Pathol 89:59

Saccomanno G (1982) The contribution of uranium miners to lung cancer histogenesis. Early detection and localisation of lung tumors in high risk groups. (PR Band, ed). Recent Results of Cancer Research. Springer, Berlin Heidelberg New York

Salzer G (1967) Klinische Überlegungen zur Histologie des Bronchuskarzinoms. Das Fiasko der Klassifizierung. Thoraxchirurgie 15:121–124

Sasaki M, Hayashi N, Yamori T (1964) Electron microscopic studies on human pulmonary carcinoma. Gann 55:109–115

Schubert GE (1975) Pathologie des Bronchuskarzinoms. Klassifizierung nach den WHO-Richtlinien. Therapiewoche 37:5080–5086

Shimosato Y. Pathology of lung cancer. In: Hansen HH, Roerth M (eds) Lung cancer 1980. Excerpta Medica, Amsterdam Oxford Princeton, pp 27–46
Singh HG, Katyal S, Torikata C (1981) Carcinoma of type II pneumocytes Immunodiagnosis of a subtype of "Bronchioalveolar carcinomas". Am J Pathol 102:195–208
Sobin LH (1979) The histological classification of lung tumours. Revised edition. In: Wilkinson PM (ed) Advances in medical oncology, research and education. Vol 11. Pergamon Press, Oxford New York, pp 5–8
Takenaga A, Matsuda M, Horai T, Ikegami H, Hattori S (1980) Giant cell carcinoma of the lung. Comparative studies of the same cancer cells by light microscopy and scanning electronmicroscopy. Acta Cytol (Baltimore) 24:190–196
Valaitis I, Warren S, Gamble D (1981) Increasing incidence of adenocarcinoma of the lung. Cancer 47:1042–1046
Vincent RG, Pickren JW, Lane WW, Bross I, Takite H, Houten L, Gutierez AC, Rzepka T (1977) The changing histopathology of lung cancer. A review of 1682 cases. Cancer 39:1647–1655
Vollhaber HH (1982) Pers. Mitteilung
Wang NS, Seemayer TA, Ahmed MN, Knaack J (1976) Giant cell carcinoma of the lung. A light and electron microscopic study. Human Pathol 7:3–16
WHO: Histological classification of lung tumors. Genf (Oct. 1977) second edition (1981)
Yesner R (1973) Observer variability and reliability in lung cancer diagnosis. Cancer Chemother Reps, part 3, 4, 55–57

Diskussion

Seeber: Dieser Beitrag zur heterogenen Zytologie und Histologie des Bronchialkarzinoms ist für uns alle außerordentlich interessant und wichtig gewesen. Wichtig ist nun auch, wie man bei solchen gemischten Tumoren verfahren soll. An unserem Hause wird beispielsweise ein als „vorwiegend kleinzelliges Bronchialkarzinom" diagnostizierter Tumor auch wie ein kleinzelliges Bronchialkarzinom behandelt. Interessant wird der histologische Gesichtspunkt vor allem auch dann, wenn nach Therapie im Rezidiv eine Zweituntersuchung möglich ist.

Alberti: Die histologische Heterogenität der Bronchialkarzinome, wie sie Herr Müller eben geschildert hat, ist eine gute Erklärung dafür, warum über die adäquate Dosis bei der zusätzlichen Bestrahlung von Bronchialkarzinomen immer noch große Unsicherheit herrscht. Aus meiner Sicht müßte man sich bei solchen histologischen Mischformen zwischen kleinzelligen und nicht-kleinzelligen Bronchialkarzinomen hinsichtlich der Chemotherapie am kleinzelligen Anteil, hinsichtlich der Radiotherapie jedoch am möglichen Plattenepithelanteil orientieren. Gerade letzteres würde bedeuten, daß 40 und sogar 50 Gy noch keine ausreichenden Dosen darstellen, sondern daß selbst bei dieser kombinierten Therapie dann Dosen bis zu 60 Gy, wie sie auch sonst beim inoperablen Plattenepithelkarzinom verwendet werden, angestrebt werden müssen. Wichtig wäre noch, wenn uns Herr Müller sagen könnte, wie es um die Häufigkeit solcher Mischformen zwischen nicht-kleinzelligen und kleinzelligen Tumoren des Bronchialsystems bestellt ist.

Müller: Die Zahlen im Schrifttum schwanken sehr. Es gibt eine sehr interessante Arbeit von Herrn Hirsch und Mitarbeitern, die auf eine Heterogenität von Tumoren bis zu etwa 20% kommen. Unsere Zahlen liegen noch deutlich höher, wir würden heute aussagen, daß etwa jeder dritte Tumor, wenn man ihn nur ausführlich genug untersucht, heterogene Anteile aufweist.

Holsti: Das Hauptproblem für die Behandlung besteht darin, daß man im Einzelfalle nicht weiß, wie hoch der Anteil resistenter Tumorzellen in einem vorgegebenen Tumor ist.

Seeber: Als Kliniker hätte man natürlich vom Pathologen – dies ist bisher leider nicht möglich – neben einer histologischen Zuordnung bzw. über diese hinausgehend eine Aussage darüber, ob ein bestimmter Tumor resistent oder sensitiv gegenüber Anthracyclinen, resistent oder sensitiv gegenüber Alkylantien, Platinverbindungen oder Podophyllotoxin-Derivaten ist. Solange wir die Phänotypien der zellulären Resistenz noch nicht kennen, wird uns eine solche Information kaum zur Verfügung gestellt werden können.

Müller: Seitens der histologischen Zuordnung sind immerhin etwa $^2/_3$ der bronchialen Tumoren als homogene Tumoren einzuordnen. Derzeit will der Kliniker meist nur die Information, ob es sich um einen sogenannten „Kleinzeller" oder einen „Nicht-Kleinzeller" handelt. Sicherlich sollte man beispielsweise auch das Adenokarzinom getrennt sehen. Andererseits können die an uns Pathologen gestellten Fragen und Wünsche bezüglich eines zusätzlichen histopathologischen „Grading" meist nur negativ beantwortet werden. Gerade hinsichtlich des „Grading" ist bei gleicher Histologie eine große Heterogenität innerhalb desselben Tumors festzustellen, mit anderen Worten, es gibt kaum einen Tumor, der neben G1-Anteilen nicht auch Abschnitte eines G3-Tumors aufwiese.

Seeber: Ich glaube, daß die Diskussion um unser Verständnis der histopathologischen Berichte zum Bronchialkarzinom an dieser Stelle außerordentlich wichtig ist. Diese Diskussion hat nun eine gute Brücke zum zweiten Teil dieses Expertengespräches, nämlich der Abhandlung der sogenannten nicht-kleinzelligen Bronchialkarzinome, geschlagen.

Die Chemotherapie der nicht-kleinzelligen Bronchuskarzinome

R. A. JOSS und K. W. BRUNNER

Die malignen Tumoren der Lunge stellen ein erstrangiges, bisher ungelöstes Problem der Krebsbekämpfung dar. Die Häufigkeit der Bronchuskarzinome nimmt in allen westlichen Ländern weiterhin zu und die rasch ansteigende Inzidenz bei Frauen ist besonders alarmierend. Rund drei Viertel aller bösartigen Lungengeschwülste werden den nicht-kleinzelligen Bronchuskarzinomen zugeordnet. Unter diesem sprachlich nicht sehr glücklichen Sammelbegriff werden das Plattenepithel-, das Adeno- und das anaplastische großzellige Karzinom der Lunge zusammengefaßt. Da die präoperativen Abklärungen und gegebenenfalls die chirurgisch-pathologischen Befunde zeigen, daß nur rund ein Viertel aller Patienten mit diesen histologischen Formen der Lungenkarzinome radikal reseziert werden kann und langfristig lediglich 10% aller Patienten mit einer Operation und/oder einer Strahlentherapie geheilt werden, ist die Suche nach einer wirksamen Chemotherapie ein vordringliches Problem der internistischen Onkologie [36]. In den nachfolgenden Ausführungen sollen deshalb die zytostatischen Behandlungsmöglichkeiten der nicht-kleinzelligen Bronchuskarzinome eingehend besprochen werden, währenddem auf die chirurgischen und radiotherapeutischen Aspekte nur kurz im Zusammenhang mit der multimodalen Behandlung eingegangen wird. Für eine weitergehende Diskussion der operativen und radiotherapeutischen Belange sei auf mehrere, kürzlich publizierte, zum Teil ausführliche Übersichtsarbeiten verwiesen [39, 58, 61, 63, 78].

Das inoperable, lokoregionär fortgeschrittene und das metastasierende nicht-kleinzellige Bronchuskarzinom

Prognostische Faktoren beim inoperablen, nicht-kleinzelligen Bronchuskarzinom

Die *Überlebenszeit* von Patienten mit inoperablem, nicht-kleinzelligem Bronchuskarzinom wird vor allem durch das Tumorstadium, den Aktivitätsindex und den Körpergewichtsverlust in den 6 Monaten vor Therapiebeginn beeinflußt. Stanley zeigte in einer Analyse von 5138, in verschiedenen Protokollen der „Veterans Administration Lung Group" behandelten Patienten, daß allein unter Berücksichtigung dieser Faktoren die medianen Überlebenszeiten von 6 Wochen bis zu knapp 1 Jahr variieren können (vgl. Tabelle 1) [76]. Diese drei Variablen kennzeichnen den gegenwärtigen und den früheren physischen Zustand des Patienten sowie den aktuellen Stand der Tumorkrankheit. Der *Chemotherapieerfolg* wird ebenfalls durch die Tumorausdehnung, den Aktivitätsindex und den Körpergewichtsverlust in den 6 Monaten vor Therapiebeginn beeinflußt [1, 16, 69, 70]. Die Aussich-

Tabelle 1. Nicht-kleinzellige Bronchuskarzinome, Überlebenszeit in Abhängigkeit von Aktivitätsindex, Körpergewichtsverlust und Tumorstadium. Mediane Überlebenszeit (Wochen)

Aktivitäts-index	Auf den Hemithorax beschränkte Stadien		Über den Hemithorax hinaus metastasierende Stadien			
			Kein Befall der Skalenus- oder supraklavikulären Lymphknoten		Mit Befall der Skalenus- oder supraklavikulären Lymphknoten	
	KG-Verlust <10%	KG-Verlust >10%	Kein KG-Verlust	KG-Verlust	Kein KG-Verlust	KG-Verlust
90, 100	47,0	28,9	37,2	28,4	32,2	19,2
70, 80	36,5	30,7	32,1	18,2	24,1	15,7
60	34,7	12,2	21,7	12,9	17,4	11,0
30, 40, 50	30,7	7,2	11,6	8,6	6,1	6,2

ten auf eine objektive Wirkung der Chemotherapie sind bei ambulanten Patienten ohne Gewichtsverlust und mit einem lokoregionär begrenzten Tumor besser als bei bettlägerigen Patienten mit Gewichtsverlust und Fernmetastasen. Aufgrund der großen Erfahrungen der „Eastern Cooperative Oncology Group" läßt sich bis heute ein Einfluß der verschiedenen histologischen Formen auf die Remissionsraten nicht sichern [70]. Frauen sprechen etwas häufiger auf eine Chemotherapie an als Männer [50]. Der Einfluß der erwähnten Faktoren auf den Chemotherapieerfolg wird zumindest von einigen Untersuchern in Frage gestellt. Hingegen herrscht Einigkeit darüber, daß eine zytostatische Vorbehandlung den Erfolg einer nachfolgenden Chemotherapie erheblich beeinträchtigt [1].

Chemotherapie

Die zytostatische Behandlung wirkt beim nicht-kleinzelligen Bronchuskarzinom in der großen Mehrzahl der Fälle rein palliativ, und nur vereinzelte Patienten überleben nach einer Chemotherapie längerfristig tumorfrei [10]. Eine lebensverlängernde Wirkung ist bisher nicht gesichert, obwohl mehrere klinische Untersuchungen auf die Möglichkeit eines solchen Effektes hinweisen [13, 20, 23, 29, 83]. Die Indikation zur Einleitung einer Chemotherapie ist somit relativ und sollte nur dann gestellt werden, wenn der Patient tumorbedingte Beschwerden aufweist oder aufgrund des bisherigen Tumorwachstums angenommen werden muß, daß in naher Zukunft Symptome auftreten werden. Der Therapieerfolg sollte an einem meßbaren oder evaluierbaren Tumorparameter abschätzbar sein. Optimale Supportivmaßnahmen sind nötig, um die oftmals erheblichen Nebenwirkungen der heutigen Chemotherapien zu mildern [8].

Monochemotherapie

In vielen, vor allem älteren Arbeiten über die Wirksamkeit einzelner Zytostatika beim nicht-kleinzelligen Bronchuskarzinom war das Krankengut schlecht definiert, und in zahlreichen Untersuchungen wurden alle histologischen Formen der Lungenkarzinome eingeschlossen. Namentlich der Einbezug kleinzelliger Karzinome steigert aber die erzielten Remissionsraten erheblich. Währenddem in den meisten neueren Arbeiten Standardkriterien zur Objektivierung des Therapieerfolges angewandt werden, war dies in vielen früheren Chemotherapiestudien nicht der Fall [82]. Die erwähnten Gründe führten dazu, daß die älteren Zytostatika in ihrer Wirksamkeit überschätzt wurden, währenddem neuere Zytostatika kritischer beurteilt werden.

Seit den umfassenden Übersichtsarbeiten von Selawry [74] und Cohen [12], welche die Grundlage für die in Tabelle 2 angegebenen Remissionsraten bilden, sind zahlreiche weitere Zytostatika beim nicht-kleinzelligen Bronchuskarzinom geprüft worden. Unter den 36 neueren Substanzen, welche seit 1979 in tumorbezogenen Phase II-Studien geprüft wurden, erwiesen sich vor allem Iphosphamid, Vindesin und Cis-Platin als aktiv [35]. Zudem zeigten die Cis-Platin-Analoge Carboplatin und Iproplatin, Triazinat, fraktioniert verabreichtes Vinblastin, Etoposid, Mitoxantron und Lonidamin in ersten Untersuchungen vielversprechende Antitumoraktivität. Diese Resultate müssen aber durch unabhängige Untersuchen bestätigt werden. Mit allen angeführten Substanzen werden in der Monochemotherapie praktisch nie komplette Remissionen erzielt. Die partiellen Remissionen halten in der Regel auch nur kurz, d. h. über 2–4 Monate an. Schließlich sei in diesem Zusammenhang erwähnt, daß der längerdauernde Gebrauch von Glu-

Tabelle 2. Monochemotherapie der nicht-kleinzelligen Bronchuskarzinome (modifiziert nach [12, 35, 74]

Zytostatikum	Anzahl Patienten	Remissionsrate (%)			
		Platten-epithel-Karzinom	Adeno-Karzinom	Groß-zelliges Karzinom	Gesamt
Stickstofflost	145	–	–	–	6%
Cyclophosphamid	379	–	–	–	10%
Ifosfamid	84	30%	25%	50%	31%
CCNU	166	–	–	–	5%
Methotrexat	206	–	–	–	9%
5-Fluorouracil	41	–	–	–	15%
Vinblastin (fraktioniert)	27	–	25%	–	27%
Vindesin	289	16%	22%	16%	18%
Etoposid	135	18%	11%	–	14%
Adriamycin	273	15%	11%	10%	13%
Mitomycin	48	35%	25%	–	30%
Bleomycin	161	–	–	–	5%
Procarbazin	89	–	–	–	16%
Cis-Platten	310	17%	15%	4%	16%

kokortikoiden beim Bronchuskarzinom vermieden werden sollte. Die chronische Steroidmedikation verkürzt im Vergleich zu Placebo die Überlebenszeiten [84].

Polychemotherapie

Wegen der unbefriedigenden Wirkung der Monochemotherapie wurde in den letzten 15 Jahren in zahlreichen Untersuchungen versucht, durch die Kombination mehrerer Zytostatika die Wirkung der zytostatischen Behandlung zu verbessern. Bisher konnte aber beim nicht-kleinzelligen Bronchuskarzinom nicht überzeugend dargelegt werden, daß Kombinationschemotherapien, vor allem solche, die kein Cisplatin enthalten, der Monotherapie überlegen sind. Allerdings weisen 3 Studien auf diese Möglichkeit hin (Tabelle 3). In diesen Untersuchungen wurden Cyclophosphamid mit der Kombination von Adriamycin/Cyclophosphamid verglichen, ferner Cis-Platin oder Etoposid mit der Kombination von Adriamycin/Cyclophosphamid/Cis-Platin, und schließlich Vindesin mit der Kombination von Vindesin/Cis-Platin [20, 23, 83]. In der ersten Studie konnten durch die Polychemotherapie die Überlebenszeiten von Patienten mit Plattenepithelkarzinomen signifikant verlängert werden, die Remissionsraten lagen jedoch außerordentlich niedrig (7%) [83]. Die zweite Studie zeigte eine deutliche Überlegenheit der Kombination gegenüber der Monotherapie bezüglich Remissionsraten, die Überlebenszeiten konnten aber nicht verglichen werden, da auf die Monotherapie nicht ansprechende Patienten anschließend mit der Kombination behandelt wurden [20]. In der dritten erwähnten Untersuchung zeigte die Kombination von Vindesin/Cis-Platin im Vergleich zur Monotherapie mit Vindesin nicht nur bessere Remissionsraten (33% versus 7%) sondern auch einen eindrücklichen positiven Effekt auf die Überlebenszeiten (11 Monate versus 4 Monate) [23]. Zwei negative

Tabelle 3. Nicht-kleinzelliges Bronchuskarzinom. Mono-Versus-Polychemotherapie

Regime	Remissionsrate	Überlebenszeit (Wo)	Bemerkungen	Autor
< CTX ADM/CTX	0% 7	10 26 > S.S.	Effekt nur beim gut oder mäßig differenzierten Plattenepithelkarzinom	Wolf [83]
∕ DDP − VP 16 ∖ CTX/ADM/DDP	11% 10% − S.S. 47%	− − −	Überlebenszeiten nicht auswertbar, da bei Mißerfolg Crossover	Eagan [19]
< VDS VDS/DDP	6% 32%	16 44 > S.S.		Elliott [23]
< CTX CTX/CCNU	13% 12%	16 26 > N.S.	Adenokarzinom	Edmonson [23]
< CTX CTX/VCR/ME CCNU/BLEO	4% 5%	14 11 > S.S.		Bodey [5]

Untersuchungen sind in der Tabelle 3 ebenfalls angeführt. Bei den nicht-kleinzelligen Bronchuskarzinomen ist bisher eine sehr große Zahl von Kombinationschemotherapien geprüft worden. Diese Vielfalt ist vor allem Ausdruck der unbefriedigenden Wirkung dieser Kombinationen. In den letzten Jahren zeichnen sich aber doch gewisse Fortschritte ab, welche nachfolgend näher erläutert werden sollen. Die zahlreichen Polychemotherapie-Schemata können in 3 Gruppen geordnet werden:

1. Polychemotherapien, die auf alkylierenden Substanzen basieren.
2. Polychemotherapien, die auf Adriamycin basieren.
3. Polychemotherapien, die auf Cis-Platin basieren.

Grundsätzlich sind die *auf alkylierenden Substanzen basierenden Kombinationen* mit relativ geringen Nebenwirkungen belastet. Unter ihnen sticht sicher das *FOMI-Regime* (5-Fluorouracil, Vincristin, Mitomycin-C) hervor, welches beim Adeno- und anaplastischen großzelligen Karzinom geprüft wurde. 5-Fluorouracil 300 mg/m^2 i. v. täglich, Tag 1 bis 4, Vincristin 2,0 mg i. v. Tag 1 und Mitomycin-C 10 mg/m^2 i. v. Tag 1, wurden alle 3 Wochen während dreier Kuren wiederholt, dann alle 6 Wochen. 23 von 56 mit der FOMI-Kombination behandelte Patienten (41%) zeigten eine objektive Tumorrückbildung. Die gastrointestinalen Nebenwirkungen der Chemotherapie waren mild [55].

Trotz der in der Monotherapie beschränkten Wirkung basieren zahlreiche Kombinationschemotherapien auf Adriamycin. Eine der ersten, *auf Adriamycin basierenden Kombinationen* war das *BACON-Regime,* welches bei Patienten mit Plattenepithelkarzinomen geprüft wurde [48]. CCNU 65 mg/m^2 per os Tag 1, Stickstofflost 8 mg/m^2 i. v. Tag 1, Adriamycin 40 mg/m^2 i. v. Tag 1, Vincristin 0,75 bis 1,0 mg Tag 2, Bleomycin 30 mg i. v. 6 Stunden nach der Vincristin-Gabe am Tag 2 wurden zunächst bei 29 Patienten in 4wöchigen Intervallen verabreicht. Bei den nächsten 21 Patienten wurde CCNU nur noch in 8wöchigen Intervallen appliziert. Bei lokoregionär begrenzten Tumoren betrug die Remissionsrate 33%, bei Patienten mit metastasierenden Karzinomen 50%. 16% der Patienten wurden wegen Fieber und Leukopenie hospitalisiert und 3 toxische Todesfälle wurden beobachtet. Die Wirkung der BACON-Kombination wurde in der Folge in einer Studie der South West Oncology Group überpüft [49]. In dieser Untersuchung betrug die Remissionsrate noch 21%. Die zweite, auf Adriamycin basierende Kombination, welche an einer größeren Patientenzahl geprüft wurde, ist das *MACC-Regime* (Tabelle 4). Methotrexat 30–40 mg/m^2 i. v. Tag 1, Adriamycin 30–40 mg/m^2 i. v. Tag 1, Cyclophosphamid 400 mg/m^2 i. v. Tag 1 und CCNU 30 mg/m^2 per os Tag 1 wurden alle 3 Wochen wiederholt. Bei 64 Patienten mit metastasierendem nicht-kleinzelligem Bronchuskarzinom erzielten Chahinian und Mitarbeiter mit der MACC-Kombination eine Remissionsrate von 44% [11]. Die mediane Überlebenszeit für das Gesamtkollektiv betrug 34 Wochen. Diese Resultate konnten in der Folge in einer Studie der Eastern Cooperative Oncology Group nicht bestätigt werden, betrug die Remissionsrate doch nur 12% bei 43 auswertbaren Patienten [81]. Zudem war die mittlere Überlebenszeit mit 15 Wochen kurz. Weitere Studien, welche auf eine gewisse Aktivität der MACC-Kombination hinweisen, sind in Tabelle 4 angeführt. Die dritte, eingehend untersuchte Adriamycin-Kombination ist das *CAMP-Regime.* Cyclophosphamid 300 mg/m^2

Tabelle 4. Nicht-kleinzelliges Bronchuskarzinom. Polychemotherapie mit Methotrexat/Adriamycin/Cyclophosphamid/CCNU (MACC)

Gesamt-remissionsrate (CR + PR/behandelte Patienten)	Histologie			Autor
	Plattenepithel-karzinom	Adeno-karzinom	Großzelliges Karzinom	
30/ 68	8/ 22	15/ 26	7/20	Chahinian [11]
5/ 43	4/ 27	1/ 16	–	Vogl [81]
18/ 53	–	8/ 33	10/20	Krook [43]
21/ 98	8/ 47	8/ 29	5/22	Milstein [57]
7/ 20	1/ 6	5/ 8	1/ 6	Cormier [13]
81/282 (29%)	21/102 (20%)	37/112 (33%)	23/68 (34%)	Total

i. v. Tag 1 und 8, Adriamycin 20 mg/m^2 i. v. Tag 1 und 8, Methotrexat 15 mg/m^2 i. v. Tag 1 und 8, sowie Procarbazin 100 mg/m^2 per os täglich Tag 1 bis 10, wurden in 4wöchigen Abständen gegeben [4]. Die ursprünglich von Bitran und Mitarbeitern gefundene Remissionsrate von 48% fiel in späteren Studien auf Werte um 30% (Tabelle 5). Von besonderem Interesse ist die Untersuchung von Lad und Mitarbeitern, welche prospektiv prüfte, ob durch den sofortigen Einsatz der CAMP-Kombination bessere Resultate erzielt werden, als wenn zunächst CCNU verabreicht wird und das CAMP-Regime erst bei einer Tumorprogredienz unter dem Nitrosoharnstoff eingesetzt wird. Die Überlebenszeiten waren in beiden Therapiearmen vergleichbar [45].

In den letzten Jahren wurden zahlreiche, *auf Cis-Platin basierende Chemotherapien* untersucht. Eagan und Mitarbeiter kombinierten als erste Cyclophosphamid 400 mg/m^2 i. v. Tag 1; Adriamycin 40 mg/m^2 i. v. Tag 1 und Cis-Platin 40 mg/m^2 i. v. Tag 1 und wiederholten den Chemotherapiestoß alle 4 Wochen. Die Gesamtremissionsrate bei 41 behandelten Patienten betrug 39%. Die mittlere Überlebenszeit für alle Patienten betrug aber nur 5 Monate [20].

Tabelle 5. Nicht-kleinzelliges Bronchuskarzinom. Polychemotherapie mit Cyclophosphamid/Adriamycin/Methotrexat/Procarbazin (CAMP)

Gesamt-remissionsrate (CR + PR/behandelte Patienten)	Histologie			Autor
	Plattenepithel-karzinom	Adeno-karzinom	Großzelliges Karzinom	
18/ 51	9/27	8/22	1/ 2	Bitran [4]
17/ 77	9/30	6/33	2/14	Ruckdeschel [69]
14/ 51	–	–	–	Lad [44]
11/ 43	–	–	–	Lad [45]
8/ 26	1/ 7	5/12	2/ 7	Vogelzang [80]
12/ 65	–	–	–	Beretta [3]
80/313 (26%)	19/64 (30%)	19/67 (28%)	5/23 (22%)	Total

Tabelle 6. Nicht-kleinzelliges Bronchuskarzinom. Polychemotherapie mit Cyclophosphamid/Adriamycin/Cisplatin (CAP)

Gesamt-remissionsrate (CR + PR/behandelte Patienten)	Histologie			Autor
	Plattenepithel-karzinom	Adeno-karzinom	Großzelliges Karzinom	
16/ 41	8/ 18	6/ 14	2/ 9	Eagan [20]
5/ 19	–	5/ 19	–	Britell [7]
20/ 42	–	10/ 22	10/ 20	Eagan [19]
19/ 54	9/ 21	4/ 17	6/ 16	Knost [41]
36/131	13/ 43	14/ 50	9/ 28	Evans [24]
3/ 50	1/ 12	2/ 28	0/ 10	Davis [14]
13/ 46	5/ 13	8/ 30	0/ 30	Gralla [27]
17/ 36	–	–	–	Brindely [6]
19/ 53	–	13/ 37	6%/16	Krook [43]
22/163	–	–	–	Robert [67]
16/ 83	–	–	–	Miller [54]
186/718 (26%)	36/107 (34%)	62/217 (29%)	33/129 (26%)	Total

In der Folge wurde die Wirksamkeit der *CAP-Kombination* in zahlreichen Untersuchungen bestätigt (Tabelle 6). Angeregt durch die mit der CAP-Kombination erzielten Ergebnisse wurden in den letzten Jahren zahlreiche Untersuchungen mit Kombinationen bestehend aus Cis-Platin und einem natürlichen Produkt (Vindesin, Vinblastin oder Etoposid) durchgeführt. Diese Kombinationen zählen gegenwärtig zu den wohl aktivsten Systemtherapien beim nicht-kleinzelligen Bronchuskarzinom und erzielen bei 30–45% der behandelten Patienten eine objektive Tumorrückbildung. Gralla und Mitarbeiter kombinierten ursprünglich Cis-Platin mit Vindesin 3 mg/m^2 i. v. wöchentlich während 6 Wochen, dann alle 2 Wochen [28]. Cis-Platin wurde in dieser prospektiven randomisierten Studie in einer Dosis von 60 oder 120 mg/m^2 am Tag 1 und 29 appliziert, anschließend alle 6 Wochen. Die Remissionsrate betrug für die Kombination mit niedrig dosiertem Cis-Platin 40%, für das Regime mit hochdosiertem Cis-Platin 46%. Patienten, welche auf hochdosiertes Cis-Platin ansprachen, wiesen eine deutlich längere Remissionsdauer (12 Monate) und Überlebenszeit (21 Monate) auf als Patienten, welche die niedrig dosierte Cis-Platin-Kombination erhielten (5,5 Monate bzw. 10 Monate). Diese Differenzen sind statistisch gesichert. In Tabelle 7 sind weitere, mit der *Vindesin/Cis-Platin-Kombination* erzielte Ergebnisse zusammengestellt. Besonders hervorzuheben ist die prospektive randomisierte Untersuchung von Elliott und Mitarbeitern [23]. In dieser Studie war die Kombination von Vindesin und Cis-Platin der alleinigen Gabe von Vindesin klar überlegen. Die mediane Überlebenszeit der mit der Kombination behandelten Patienten betrug 11 Monate, währenddem mit Vindesin allein behandelte Patienten im Mittel nur 4 Monate überlebten (p = 0,008). Nicht verschwiegen seien in diesem Zusammenhang allerdings die erheblichen Nebenwirkungen der Vindesin/Cis-Platin-Kombination. Die in mehr als der Hälfte der Patienten zu beobachtende Neurotoxizität sowie die gastrointestinalen Nebenwirkungen sind dosislimitierend. 1984 sind mehrere

Tabelle 7. Nicht-kleinzelliges Bronchuskarzinom. Polychemotherapie mit Vindesin/Cisplatin

Gesamt-remissionsrate (CR + PR/behandelte Patienten)	Histologie			Autor
	Plattenepithel-karzinom	Adeno-karzinom	Großzelliges Karzinom	
16/ 40[a]	–	–	–	Gralla [28]
19/ 41[b]	–	–	–	Gralla [28]
44/ 95	34/71	5/13	4/10	De Vogelaere [15]
6/ 32	–	–	–	Schectman [71]
22/ 62	–	–	–	Dhingra [18]
1/ 16	–	–	–	Fuks [26]
14/ 43	–	–	–	Elliott [23]
122/329 (37%)	34/71 (48%)	5/13 (38%)	4/10 (40%)	Total

[a] Cisplatin   60 mg/m^2
[b] Cisplatin   120 mg/m^2

Kurzmitteilungen erschienen, welche darauf hinweisen, daß möglicherweise durch den Einbau von Mitomycin-C in die Kombinationen eines Vincaalkaloids mit Cis-Platin die Resultate weiter verbessert werden können. Die Schweizerische Arbeitsgruppe für Klinische Krebsforschung (SAKK) prüft gegenwärtig in einer größeren Phase II-Studie eine Kombination von Mitomycin-C 8 mg/m^2 i.v. Tag 1, Vindesin 3 mg/m^2 i.v. Tag 1 und 8 sowie Cis-Platin 60 mg/m^2 i.v. Tag 1. Mit dieser Chemotherapie, welche alle 4 Wochen wiederholt wird, wurden in einer Pilotstudie erste günstige Ergebnisse erzielt [38]. Gegenwärtig sind mehr als 40 Patienten in die Studie eingebracht, eine Auswertung ist aber noch verfrüht. Wie in Tabelle 8 dargestellt, wurde mit allen Kombinationen, die Mitomycin-C, Cis-Platin und ein Vincaalkaloid enthalten, eine Remissionsrate von 45% bei bisher 358 behandelten Patienten erzielt. Dieses beachtliche Resultat weckt die Hoffnung, daß mit dieser Dreierkombination ein weiterer Schritt auf dem Weg zu einer aktiven Systemtherapie des nicht-kleinzelligen Bronchuskarzinoms gemacht wurde. Daß die Cis-Platin-haltigen Kombinationen zu den aktivsten Systemtherapien gehören, zeigen auch die Resultate, welche die Schweizerische Arbeitsgruppe für Klinische Krebsforschung (SAKK) und die EORTC Lung Cancer Working Party in Belgien mit der *Kombination von Cis-Platin und Etoposid* erzielten. Nach ersten, in einer Pilotstudie gesammelten Erfahrungen prüfte die SAKK in einer randomisierten Phase II-Studie die Wirksamkeit der Kombination von Etoposid und Cis-Platin [33, 37]. Keiner der 40, in der SAKK-Studie behandelten Patienten hatte vorgängig eine Chemotherapie erhalten. Die Mehrzahl der Patienten wies einen guten Aktivitätsindex und einen geringen Gewichtsverlust auf, hingegen hatten mehr als die Hälfte der Patienten Fernmetastasen. Bei den 40 behandelten Patienten wurden eine komplette und 8 partielle Remissionen beobachtet (Remissionsrate von 23%). Die mittlere Überlebenszeit betrug für das Gesamtkollektiv 8 Monate. Die objektiven Tumorrückbildungen wurden vor allem bei Patienten mit gutem Aktivitätsindex, geringem Gewichtsverlust und Plattenepithelkarzinomen beobachtet. Die gute Wirkung der Etoposid/Cis-Platin-Kombination beim Plat-

Tabelle 8. Nicht-kleinzelliges Bronchuskarzinom. Polychemotherapie mit Mitomycin-C/Vincaalkaloid/Cisplatin (MiViP)

Gesamt-remissionsrate (CR + PR/behandelte Patienten)	Histologie			Autor
	Plattenepithel-karzinom	Adeno-karzinom	Großzelliges Karzinom	
Mitomycin-C/Vinblastin/Cisplatin				
11/ 22	7/12	3/ 9	1/ 1	Griffin [30]
17/ 25	–	–	–	Anderson [2]
35/ 45	–	–	–	Folman [25]
20/ 84	–	–	–	Ruckdeschel [68]
16/ 30	–	–	–	Mason [53]
12/ 26	4/ 6	6/15	3/ 5	Schulman [72]
Mitomycin-C/Vindesin/Cisplatin				
5/ 14	4/ 6	0/ 3	1/ 5	Joss [38]
13/ 25	–	–	–	Kris [42]
33/ 87	–	–	–	Miller [56]
162/358 (45%)	15/24 (62%)	9/27 (33%)	5/11 (45%)	Total

Tabelle 9. Nicht-kleinzelliges Bronchuskarzinom. Polychemotherapie mit Etoposid/Cisplatin

Gesamt-remissionsrate (CR + PR/behandelte Patienten	Histologoe			Autor
	Plattenepithel-karzinom	Adeno-karzinom	Großzelliges Karzinom	
10/ 30	5/ 16	1/ 2	4/12	Joss [37]
9/ 36	7/ 20	1/ 8	1/ 8	SAKK [33]
36/ 87	29/ 65	7/22	–	EORTC [51]
10/ 46	7/ 26	0/ 5	3/13	Mitrou [59]
17/ 52	–	–	–[a]	Klastersky [40]
13/ 58	–	–	–[b]	Klastersky [40]
7/ 37	–	–	–	Dhingra [17]
20/ 67	–	–	–	Dhingra [18]
12/ 33	–	–	–	Veronesi [79]
134/446 (30%)	48/127 (38%)	9/37 (24%)	8/33 (24%)	Total

[a] Cis-Platin 120 mg/m^2
[b] Cis-Platin 60 mg/m^2

tenepithelkarzinom ist bemerkenswert, spricht doch das Plattenepithelkarzinom auch in der Monotherapie auf Etoposid besser an (18%) als das Adenokarzinom (11%) [35]. In Tabelle 9 sind weitere Ergebnisse mit der Cis-Platin/Etoposid-Kombination zusammengestellt. Währenddem die hämatologischen Nebenwirkungen dieser Kombination gut steucrbar sind, wirken vor allem bei längerer Therapiedauer Übelkeit und Erbrechen dosislimitierend.

Zusammenfassend stellen die auf Cis-Platin basierenden Chemotherapie-Kombinationen heute die wohl aktivsten zytostatischen Behandlungen des nicht-kleinzelligen Bronchuskarzinoms dar. Verschiedene dieser Kombinationen wurden an einer großen Zahl von Patienten geprüft, und die Wirkung wurde von mehreren unabhängigen Untersuchern bestätigt. Bemerkenswert ist auch die Tatsache, daß mit Cis-Platin-Kombinationen erstmals bei einer allerdings noch kleinen Zahl von Patienten komplette Remissionen beobachtet wurden, welche vereinzelt auch nach Absetzen der Behandlung längerfristig anhalten [10]. Die Nebenwirkungen der auf hochdosiertem Cis-Platin basierenden Chemotherapien sind erheblich, und vor allem die gastrointestinale Toxizität verunmöglicht oftmals trotz einer optimalen antiemetischen Therapie eine längerfristige Fortsetzung der zytostatischen Behandlung. Schließlich sei an dieser Stelle auch auf die erheblichen Kosten dieser Therapien hingewiesen.

Kombinierte Radio- und Chemotherapie

Beim lokoregionär fortgeschrittenen, inoperablen nicht-kleinzelligen Bronchuskarzinom kann die Strahlentherapie in kurativer Absicht eingesetzt werden, wenn der Patient in einem guten Allgemeinzustand ist, kein Pleura- oder Perikarderguß vorliegt und die Lungenfunktion eine großvolumige Bestrahlung gestattet [78]. Etwa 6% der kurativ bestrahlten Patienten überleben 5 Jahre [39]. Rund die Hälfte der nach einer Radiotherapie beobachteten Rezidive treten nur im bestrahlten Gebiet auf, währenddem bei der anderen Hälfte der Patienten Fernmetastasen das erneute Fortschreiten der Krankheit ankündigen. Der Gedanke liegt daher nahe, durch eine Kombination von Radio- und Chemotherapie die Behandlungsresultate beim lokoregionär begrenzten inoperablen nicht-kleinzelligen Bronchuskarzinom zu verbessern. Hierbei ist zu beachten, daß verschiedene Zytostatika als Radiosensibilisatoren wirken können und die Nebenwirkungen der multimodalen Behandlung nicht zu vernachlässigen sind.

Zunächst stellt sich bei der kombinierten Radio- und Chemotherapie die Frage nach der optimalen Sequenz. In einer prospektiven Untersuchung der Schweizerischen Arbeitsgruppe für Klinische Krebsforschung (SAKK) wurde dieser Frage nachgegangen [9]. 119 auswertbare Patienten mit inoperablem lokoregionärem Plattenepithelkarzinom der Lunge wurden mit alleiniger Chemotherapie, alleiniger Radiotherapie, mit Bestrahlung gefolgt von einer zytostatischen Behandlung oder mit Chemotherapie gefolgt von Radiotherapie behandelt. Die Chemotherapie bestand aus Cyclophosphamid, Procarbazin, Methotrexat und Vincristin. Mit der alleinigen Chemotherapie betrug die mediane Überlebenszeit 12 Monate, mit alleiniger Radiotherapie 10 Monate. Mit Chemotherapie gefolgt von Bestrahlung überlebten die Patienten im Mittel 9 Monate, mit Radiotherapie gefolgt von Chemotherapie 10 Monate. Keine dieser Differenzen ist statistisch gesichert. Von 35 Patienten, die nach einer Chemotherapie eine zusätzliche Bestrahlung erhielten, sprachen 12 (34%) auf die Bestrahlung an. Dagegen konnte mit der Chemotherapie nach der Strahlentherapie lediglich bei einem Patienten eine weitere Tumorrückbildung erzielt werden (vgl. Tabelle 10). Diese Studie zeigt, daß bei sequentiellem Einsatz von Strahlen- und Chemotherapie die zytostatische Behandlung vorzugsweise zuerst eingesetzt werden sollte, womit die Beurteilung des Chemotherapieerfolges erleichtert wird und eine nachfolgende Strahlentherapie gewisse Erfolgsaussichten hat.

Tabelle 10. Nicht-kleinzelliges Bronchuskarzinom. Sequenz von Radio- und Chemotherapie[a]

	Radiotherapie	Chemotherapie[b]
Ersttherapie	61% (39/64)	55% (30/55)
Zweittherapie	34% (12/35)	3% (1/30)

[a] 119 Patienten mit inoperablem, lokoregionärem Plattenepithelkarzinom
[b] CTX/VCR/MTX/PCB

Ältere Studien, welche prospektiv eine alleinige Radiotherapie mit einer kombinierten Radio- und Chemotherapie verglichen, wurden kürzlich von Sealy umfassend diskutiert [73]. Keine dieser Studien zeigt einen eindeutigen Vorteil für die kombiniert behandelten Patienten bezüglich der Überlebenszeit. In diesen Untersuchungen wurden allerdings wenig aktive Chemotherapien eingesetzt. Zwei Arbeitsgruppen haben bisher über größere Erfahrungen mit einer kombinierten Behandlung berichtet, wobei relativ aktive Polychemotherapien eingesetzt wurden (CAMP- und CAP-Regime). Die Arbeitsgruppe um Bitran an der Universität von Chicago behandelte zwischen 1975 und 1980 101 Patienten mit lokoregionär fortgeschrittenem nicht-kleinzelligem Bronchuskarzinom [52]. Von 1975 bis 1977 wurden 51 Patienten mit 10×300 rad bestrahlt, ab 1978 wurde die Dosis auf 14×300 rad erhöht. Ein bis drei Wochen nach Abschluß der Bestrahlung wurde mit einer Chemotherapie begonnen, welche bei fehlender Tumorprogredienz über 2 Jahre fortgesetzt wurde. 66 Patienten erhielten eine CAMP-Polychemotherapie (Cyclophosphamid/Adriamycin/Methotrexat/Procarbazin), 27 Patienten wurden mit CAMP-L behandelt (wie CAMP, jedoch Methotrexat hochdosiert mit Leucovorin rescue) und 8 Patienten erhielten CAMP-II (wie CAMP, jedoch Procarbazin durch Cis-Platin ersetzt). Bei 63% der Patienten konnte eine objektive Tumorrückbildung erzielt werden. Die Remissionsrate war höher bei Patienten, welche mit 4'200 rad bestrahlt wurden (74%), als bei Patienten, welche mit 3'000 rad behandelt wurden (54%). Die mittlere Überlebenszeit betrug 8,8 Monate. Die Strahlendosis hatte keinen Einfluß auf die Überlebenszeit. Eine definitive Kontrolle des lokalen Tumorgeschehens wurde bei einem Drittel der Patienten erreicht. 18% der Patienten mit Adenokarzinomen und 20% der Kranken mit großzelligem Karzinom überlebten länger als 2 Jahre tumorfrei. 11% der Patienten starben an den Folgen der kombinierten Behandlung (Strahlenpneumopathie, pulmonale Infekte). In einer zweiten, prospektiv randomisierten Studie der Mayoklinik wurden 68 Patienten mit Adeno- und anaplastischem großzelligem Karzinom der Lunge zunächst mit einer 4'000 rad split-course-Bestrahlung und anschließend mit einer Chemotherapie mit Cyclophosphamid/Adriamycin/Cis-Platin oder mit Cyclophosphamid/Adriamycin/DTIC behandelt. Patienten, welche die ersterwähnte Chemotherapie erhielten, zeigten eine deutlich längere Remissionsdauer (303 versus 147 Tage) und Überlebenszeit (503 versus 217 Tage) [21]. Die Ergebnisse dieser beiden Untersuchungen müssen im Lichte der Resultate einer alleinigen optimalen Radiotherapie beurteilt werden. Die Radiation Therapy Oncology Group (RTOG) erzielte in einer prospektiven randomisierten Untersuchung mit der kontinuierlichen Bestrahlung mit Gesamtdosen von 4'000 bzw. 5'000 bzw. 6'000 rad lokale Tumorkontrollraten von 55 bzw. 72 bzw. 76%.

Die Sterilisation des Primärtumors wirkte sich allerdings nicht auf die Überlebenszeiten aus, welche 287–329 Tage betrugen [64].

Zusammenfassend zeigen die erwähnten Resultate, daß durch die kombinierte chemo- und radiotherapeutische Behandlung der lokoregionär begrenzten, inoperablen nicht kleinzelligen Bronchuskarzinome die Ergebnisse für die Gesamtpopulation nicht drastisch verbessert werden können. Möglicherweise bietet aber die kombinierte Behandlung bei Adeno- und großzelligen Karzinomen einen Vorteil bezüglich langfristig tumorfreiem Überleben [52]. Zudem kann bei lokoregionaler Begrenzung des Tumors die in der Regel doch recht toxische Chemotherapie durch die nachfolgende Strahlentherapie zeitlich begrenzt werden, ohne daß dadurch die Überlebenszeit negativ beeinflußt wird.

Chemotherapeutisch-chirurgisch-radiotherapeutische Behandlung

Mit der Entwicklung von relativ aktiven Systemtherapien beim nicht-kleinzelligen Bronchuskarzinom stellt sich heute die Frage, ob beim lokoregionär begrenzten, inoperablen Tumor zunächst eine Systemtherapie im Sinne einer „neoadjuvanten" Chemotherapie durchgeführt werden soll, bevor die lokalen Therapiemodalitäten eingesetzt werden [62]. Für diese Therapiesequenz spricht, daß Patienten mit einem lokoregionär fortgeschrittenen Tumorstadium in der Mehrzahl der Fälle Mikrometastasen aufweisen und daher ein möglichst frühes Einsetzen einer Systembehandlung wichtig ist. Die Wirkung der Chemotherapie wird nicht durch eine vorausgegangene Bestrahlung beeinträchtigt und die Beurteilung des Chemotherapieerfolges erleichtert. Bei einem Teil der primär nicht resezierbaren, lokal fortgeschrittenen Tumoren bietet sich nach der initialen Chemotherapie die Möglichkeit, den Tumor chirurgisch zu entfernen [2, 25, 32]. Schließlich wirkt Cis-Platin als Radiosensibilisator, so daß die Wirkung einer nachfolgenden Bestrahlung durch die vorangehende Chemotherapie möglicherweise verbessert wird [65]. Verschiedene Arbeitsgruppen sind gegenwärtig daran, die Behandlungsergebnisse beim lokal fortgeschrittenen, primär inoperablen nicht-kleinzelligen Bronchuskarzinom durch die Integration der Chemotherapie in einen multimodalen Behandlungsplan zu verbessern [25, 62, 77]. Gegenwärtig liegen jedoch noch keine ausführlich publizierten Ergebnisse vor. Dieses Vorgehen bleibt somit vorläufig klinischen Untersuchungen vorbehalten.

Das operable, nicht-kleinzellige Bronchuskarzinom – Stellung der adjuvanten Chemotherapie

Wie bereits erwähnt, entwickelt rund die Hälfte der radikal operierten Patienten mit nicht-kleinzelligem Bronchuskarzinom trotz makroskopisch scheinbar vollständiger Tumorentfernung ein Rezidiv. Nachfolgend sollen deshalb die für den weiteren Verlauf nach einer Operation bestimmenden prognostischen Faktoren und die Möglichkeiten, mit einer chemotherapeutischen Nachbehandlung die chirurgischen Resultate zu verbessern, näher besprochen werden.

Prognostische Faktoren und Rezidivmuster des operierten, nicht-kleinzelligen Bronchuskarzinoms

Etwa 45% der in kurativer Absicht resezierten Patienten mit nicht-kleinzelligem Bronchuskarzinom werden ein Stadium I und etwa gleich viele Patienten ein Stadium III aufweisen. Nur bei etwa jedem zehnten Patienten liegt ein Stadium II, d. h. ein T2-Tumor mit positiven hilären, aber negativen mediastinalen Lymphknoten vor [47]. Ein Viertel der operierten Patienten wird die ersten 5 postoperativen Jahre tumorfrei überleben. 5–10% der Patienten werden in der postoperativen Phase sterben und bis zu 25% der Kranken werden in den ersten 5 Jahren einer anderen Krankheit ohne Hinweise für neue Tumormanifestationen erliegen. Im gleichen Zeitraum sterben schließlich 40–50% der operierten Patienten an den Folgen eines Tumorrezidivs [75]. Die meisten Rezidive treten in den ersten 3 postoperativen Jahren auf [46]. Der Zelltyp und das Tumorstadium sind die wichtigsten prognostischen Faktoren für den weiteren postoperativen Verlauf. Die Rezidivrate steigt mit zunehmender initialer Tumormasse und variiert je nach Zelltyp, sofern die Tumorausdehnung das Stadium I überschreitet [60]. Mehr als die Hälfte der radikal operierten Patienten rezidiviert mit Fernmetastasen außerhalb des initial befallenen Hemithorax [66]. Rein lokoregionäre Rezidive finden sich häufiger beim Plattenepithelkarzinom als beim Adenokarzinom.

Adjuvante Chemotherapie

Grundsätzlich kommt eine adjuvante Chemotherapie im engeren Sinne nur bei den primär operablen Stadien der nicht-kleinzelligen Bronchuskarzinome in Frage. Die Voraussetzungen zur Durchführung einer adjuvanten Chemotherapie haben wir an anderer Stelle kürzlich ausführlich besprochen [34]. In den letzten 15 Jahren wurde die adjuvante Chemotherapie beim operierten nicht-kleinzelligen Bronchuskarzinom eingehend geprüft. Hierbei wurde meist eine zytostatische Monotherapie oder eine wenig aktive Kombinationschemotherapie eingesetzt. Damit wurde in diesen Studien eine wichtige Anforderung an die adjuvante Chemotherapie mißachtet. Die adjuvant eingesetzte Chemotherapie sollte nämlich auch im fortgeschrittenen Tumorstadium wirksam sein. Die durchwegs negativen Resultate der in Tabelle 11 zusammengestellten Studien erstaunen deshalb nicht. Studien mit neueren, wirksameren Chemotherapien laufen gegenwärtig im Rahmen der Lung Cancer Study Group des National Cancer Institute der Vereinigten Staaten. Erste vorläufige Mitteilungen weisen darauf hin, daß bei Patienten mit Adeno- und großzelligen Karzinomen im Stadium II und III die chemotherapeutische Nachbehandlung mit Cyclophosphamid, Adriamycin und Cis-Platin während 6 Monaten die chirurgischen Resultate verbessern kann [31]. Bisher liegt aber noch keine detaillierte Publikation dieser Studie vor.

Zusammenfassend besteht gegenwärtig keine Indikation für eine routinemäßige adjuvante Chemotherapie beim operierten nicht-kleinzelligen Bronchuskarzinom. Die Stellung der adjuvanten Chemotherapie muß in weiteren, sorgfältig geplanten Untersuchungen näher definiert werden.

Tabelle 11. Adjuvante Chemotherapie beim nicht-kleinzelligen Bronchuskarzinom, randomisierte Studien mit Mono- und Polychemotherapie

Autor/ Jahr	B/K[a]	Behandlung		3-Jahres-Überlebensrate (% B/K)	Bemerkungen
		Chirurgie	Chemotherapie		
Hughes (1962)	457/587	kurativ vs.[b] palliativ	Stickstoff-Lost	27%/30%	
Buyze (1973)	245/221	kurativ	Cyclophosphamid	44%/51%	nicht strikte randomisierte. Variable Cyclophosphamid-Dosen
Miller (1971)	241/261	kurativ	Cyclophosphamid	44%/49%	
Shields (1974)	117/131	„kurativ", meist mikroskopisch residueller Tumor	Cyclophosphamid	29%/36%	prognostisch ungünstiges Patientengut
Brunner (1979)	95/ 94	kurativ	Cyclophosphamid	62%/78%	Signifikant höhere Rezidivrate und kürzere Überlelebenszeiten im Behandlungsarm
Higgins (1979)	142/143	kurativ	Cyclophosphamid Methotrexat	36%/36%	nur ~50% der geplanten Chemotherapie appliziert
Higgins (1979)	231/240	kurativ	CCNU Hydroxyurea	54%/57%	sorgfältiges Staging!
Israel (1979)	392	kurativ ± [d]	Cyclophosphamid CCNU Methotrexat } ±BCG	–	präliminär: Chemotherapie möglicherweise deletär
Karrer (1978)	47/ 67	kurativ	Cyclophosphamid 5-Fluorouracil Vinblastin Methotrexat	60%/59%[b] 19%/26%[c]	–

[a] B = Behandlungsarm, K = Kontrollarm
[b] TNM-Stadium I
[c] TNM-Stadium II
[d] Stratifikation

Ausblick

Obwohl die derzeitigen Behandlungsmöglichkeiten beim lokoregionär fortgeschrittenen und metastasierenden nicht-kleinzelligen Bronchuskarzinom weiterhin beschränkt sind, zeichnen sich doch in den letzten Jahren gewisse Fortschritte in der Systemtherapie dieser Tumoren ab. Heute werden mit den auf Cis-Platin basierenden Polychemotherapien bei 30–45% der Patienten objektive Tumor-rückbildungen erzielt. Verschiedene Arbeitsgruppen versuchen deshalb heute, die Resultate beim lokoregionär begrenzten, nicht-kleinzelligen Bronchuskarzinom durch eine adjuvante oder „neoadjuvante" Chemotherapie zu verbessern.

Danksagung. Wir danken Frl. G. Bachmann für sorgfältige Sekretariatsarbeiten.

Literatur

1. Aisner J, Hansen HH (1981) Commentary: Current status of chemotherapy for non-small cell lung cancer. Cancer Treat Rep 65:979–986
2. Anderson P, Spain R, Speer J (1984) Mitomycin-C (M), Cis-Platinum (P) and Vinblastine (V) infusion (M–PV) in combined modality therapy (CMT) of Stage III non-small cell lung cancer (NSCLC). Proc Am Soc Clin Oncol 3:217
3. Beretta G, Clerici M, Labianca R et al. (1981) CAMP polychemotherapy in locally advanced unresectable and/or metastatic non-small cell carcinoma of the lung. Abstracts, UICC Conference on Clinical Oncology, Lausanne, Switzerland, p 20
4. Bitran JD, Desser RK, DeMeester T et al. (1978) Metastatic non-oat cell bronchogenic carcinoma: therapy with cyclophosphamide, doxorubicin, methotrexate and procarbazine (CAMP). J Am Med Assoc 240:2743–2746
5. Bodey GP, Lagakos SW, Gutierrez AC (1977) Therapy of advanced squamous carcinoma of the lung. Cyclophosphamide versus "COMB". Cancer 39:1026–1031
6. Brindley CO, Liu FH, Lu JP (1981) Treatment of non-small cell carcinoma of the bronchus (NSCCB) with cyclophosphamide, adriamycin and cis-platinum. Proc Am Soc Clin Oncol 22:496
7. Britell JC, Eagan RT, Ingle JN (1978) Cis-Dichlorodiammineplatinum(II) alone followed by adriamycin plus cyclophosphamide at progression versus cis-dichlorodiammine-platinum (II), adriamycin, and cyclophosphamide in combination for adenocarcinoma of the lung. Cancer Treat Rep 63:2107–2109
8. Brunner KW, Joss R, Goldhirsch A (1983) Der Stand der Chemotherapie beim inoperablen nicht-kleinzelligen Bronchuskarzinom. Schweiz Rundschau Med 72:1057–1062
9. Brunner KW, Veraguth P, Obrecht JP et al. (1978) Radio- or chemotherapy or combined treatment in inoperable locoregional lung cancer. Proc Am Soc Clin Oncol 19:C-436
10. Casper ES, Gralla RJ, Kelsen DP (1982) Complete responses of non-small cell lung carcinoma to combination chemotherapy. Abstract 270, The III World Conference on Lung Cancer, Tokyo
11. Chahinian AP, Mandel EM, Holland JF et al. (1979) MACC (methotrexate, adriamycin, cyclophosphamide and CCNU) in advanced lung cancer. Cancer 43:1590–1597
12. Cohen MH, Perevodchikova NI (1979) Single agent chemotherapy of lung cancer. In: Rozencweig M (eds) Lung cancer: Progress in therapeutic research. Muggia F, Raven Press, New York, pp 343–374
13. Cormier Y, Bergeron D, La Forge J et al. (1982) Benefits of polychemotherapy in advanced non-small cell bronchogenic carcinoma. Cancer 50:845–849
14. Davis S, Rambotti P, Park YK (1981) Combination cyclophosphamide, doxorubicin, and cis-Platin (CAP) chemotherapy for extensive non-small cell carcinomas of the lung. Cancer Treat Rep 64:955–958
15. De Vogelaere R (1984) Persönliche Mitteilung
16. DeWys WD, Begg C, Lavin PT (1980) Prognostic effect of weight loss prior to chemotherapy in cancer patients. Am J Med 69:491–497
17. Dhingra HM, Valdivieso M, Booser DJ (1984) Chemotherapy for advanced adenocarcinoma and squamous cell carcinoma of the lung with etoposide and Cisplatin. Cancer Treat Rep 68:671–673

18. Dhingra HM, Murphy WK, Chiuten DF (1984) Chemotherapy with cisplatin (DDP) with vindesine (VDS) and/or VP 16 for advanced adeno squamous cell lung cancer and its effect on P. S. (ECOG) of patients. Proc Am Soc Clin Oncol 3:220

19. Eagan RT, Frytak S, Creagan ET et al. (1979) Phase II study of cyclophosphamide, adriamycin, and cis-dichlorodiammineplatinum(II) by infusion in patients with adenocarcinoma and large cell carcinoma of the lung. Cancer Treat Rep 63:1589–1591

20. Eagan RT, Ingle JV, Frytak S (1977) Platinum based polychemotherapy versus dianhydrogalactitol in advanced non-small cell lung cancer. Cancer Treat Rep 61:1339–1415

21. Eagan RT, Lee RE, Frytak S (1979) Randomized trial of thoracic irradiation plus combination chemotherapy for unresectable adenocarcinoma and large cell carcinoma of the lung. Int J Radiat Oncol Biol Phys 5:1401–1405

22. Edmonson JH, Lagakos SW, Selawry OS et al. (1976) Cyclophosphamide and CCNU in the treatment of inoperable small cell carcinoma and adenocarcinoma of the lung. Cancer Treat Rep 60:925–932

23. Elliott JA, Ahmedzai S, Hole D (1983) Superiority of vindesine (VDS) plus Cis-Platinum (DDP) over VDS alone for non-small cell lung cancer (NSCLC). Abstract 10–14, 2nd European Conference on Clinical Oncology and Cancer Nursing, Amsterdam

24. Evans WK, Feld R, De Boer G et al. (1981) Cyclophosphamide, doxorubicin, and cisplatin in the treatment of non-small cell bronchogenic carcinoma. Cancer Treat Rep 65:947–954

25. Folman R, Rosman M, Auerbach S (1984) Mitomycin-C, Vinblastine, and Cis-Platinum (MVP) in the combined modality treatment of non-small cell lung cancer (NSCLC). Proc Amer Soc Clin Oncol 3:232

26. Fuks JZ, Egorin MJ, Aisner J (1983) Therapeutic efficacy and pharmacokinetics of vindesine and vindesine-cisplatin in previously treated patients with nonsmall cell lung carcinoma. Cancer Chemother Pharmacol 10:104–108

27. Gralla RJ, Cvitkovic E, Golbey RB (1979) Cis-dichlorodiammineplatinum(II) in non-small cell carcinoma of the lung. Cancer Treat Rep 63:1585–1588

28. Gralla RJ, Casper ES, Kelsen DP (1981) Cisplatin and Vindesine combination chemotherapy for advanced carcinoma of the lung: a randomized trial investigating two dosage schedules. Ann Intern Med 95:414–420

29. Green RA, Humphrey E, Close H (1969) Alkylating agents in bronchogenic carcinoma. Am J Med 46:516–525

30. Griffin JP, Niell HB (1984) Mitomycin, Vinblastine and Cisplatin in the treatment of Stage III non-small cell lung cancer. Proc Am Soc Clin Oncol 3:211

31. Holmes EC, Eagan RT, and the Lung Cancer Study Group (1984) Surgical adjuvant therapy of resectable stage II/III adenocarcinoma and large cell undifferentiated carcinoma of the lung. Proc Am Soc Clin Oncol 3:220

32. Israël L, Clavier J, David Ph (1984) Preoperative cisplatinum and bleomycin in 53 squamous cell carcinomas of the lung. Proc Am Soc Clin Oncol 3:213

33. Joss RA, Alberto P, Obrecht JP (1984) Combination chemotherapy of non-small cell lung cancer with adriamycin and mitomycin-C or cisplatin and etoposide. Cancer Treat Rep 68:1079–1084

34. Joss R, Bleher EA, Goldhirsch A et al. (1983) Adjuvante Therapien beim operablen nicht-kleinzelligen Bronchuskarzinom. Schweiz Rundsch Med 72:553–560

35. Joss RA, Cavalli F, Goldhirsch A (1985) New agents in non-small cell lung cancer. Cancer Treat Rev (in press)

36. Joss R, Goldhirsch A, Brunner K (1980) „Das anaplastische kleinzellige Bronchuskarzinom" und „Das nicht-kleinzellige Bronchuskarzinom". Deutsch Med Wochenschr 105:732–735; 105:766–770

37. Joss R, Goldhirsch A, Cavalli F et al. (1981) Chemotherapie des nicht-kleinzelligen Bronchuskarzinoms mit einer Kombination von Cis-Diamminedichloroplatinum(II) und VP 16–213. Schweiz Med Wochenschr 111:1331–1334

38. Joss R, Castiglione M, Goldhirsch A (1984) Mitomycin (MMC), Vindesine (VOS) and Cisplatin (DDP) in the treatment of non-small cell lung cancer – a pilot study for the Swiss group for Clinical Cances Research (SANK). Abstract 141, loth Annual Meeting of the European Society for Medical Oncology, Nice 1984

39. Kjaer M (1982) Radiotherapy of squamous-, adeno- and large cell carcinoma of the lung. Cancer Treat Rev 9:1–20

40. Klastersky J, Dumont JP, Sculier JP (1984) Comparative study of two dosages of Cisplatin (120 mg/m^2 and 60 mg/m^2) in combination with etoposide for the treatment of non-small cell lung cancer (NSCLC). Proc Am Soc Clin Oncol 3:211

41. Knost JA, Greco FA, Hande KR et al. (1981) Cyclophosphamide, doxorubicin, and cisplatin in the treatment of advanced non-small cell lung cancer. Cancer Treat Rep 65:941–945

42. Kris MG, Gralla RJ, Kelsen DP (1984) Trials adding mitomycin to vindesine and to vindesine plus cisplatin in non-small cell lung cancer. Proc Am Soc Clin Oncol 3:225

43. Krook JE, Fleming TR, Eagan RT (1984) Comparison of combination chemotherapy programs in advanced adenocarcinoma – large cell carcinoma of the lung: a north central cancer treatment Group study. Cancer Treat Rep 68:493–498

44. Lad T, Sarma PR, Diekamp U et al. (1979) CAMP combination chemotherapy for unresectable non-oat cell bronchogenic carcinoma. Cancer Clin Trials 2:321–326

45. Lad TE, Nelson RB, Diekamp U et al. (1981) Immediate versus postponed combination chemotherapy (CAMP) for unresectable non-small cell lung cancer: a randomized trial. Cancer Treat Rep 65:973–978

46. Legha SS, Muggia FM, Carter SK (1977) Adjuvant chemotherapy in lung cancer. Review and Prospects. Cancer 39:1415–1424

47. Livingston RB (1979) Combined modality therapy for non-small cell carcinoma of the lung. In: Jones SE, Salmon SE (eds): Adjuvant therapy of Cancer II. Grune and Stratton, New York

48. Livingston RB, Fee WH, Einhorn LH et al. (1976) BACON (Bleomycin, Adriamycin, CCNU, Oncovin, Nitrogen Mustard) in squamous lung cancer. Cancer 37:1237–1242

49. Livingston RB, Heilbrun L, Lehane D et al. (1977) Comparative trial of combination chemotherapy in extensive squamous carcinoma of the lung: a Southwest Oncology Group Study. Cancer Treat Rep 61:1623–1629

50. Livingston RB, Heilbrun LH (1978) Patterns of response and relapse in chemotherapy of extensive squamous carcinoma of the lung. Cancer Chemother Pharmacol 1:225–227

51. Longeval E, Klastersky J (1982) Combination chemotherapy with Cisplatin and Etoposide in bronchogenic squamous cell carcinoma and adenocarcinoma. Cancer 50:2751–2756

52. Madej PJ, Bitran JD, Colomb HM (1984) Combined modality therapy for stage III M_0 non-small cell lung cancer. A five year experience. Cancer 54:5–12

53. Mason BA, Catalano RB (1980) Mitomycin, vinblastine and cis-platin combination chemotherapy in non-small cell lung cancer. Proc Am Soc Clin Oncol 21:447

54. Miller TP, Chen TT (1983) Alternating combination chemotherapy prolongs survival for metastatic non-small cell lung cancer. Proc Am Soc Clin Oncol 2:188

55. Miller TP, McMahon LJ, Livingston RB (1980) Extensive adenocarcinoma and large cell undifferentiated carcinoma of the lung treated with 5-FU, Vincristine and Mitomycin C (FOMi). Cancer Treat Rep 64:1241–1245

56. Miller TP, Vance RB, Tong TC (1984) Treatment of advanced non-small cell lung cancer (NSCLC) with mitomycin-C + cisplatin + Vindesine (MiPE): comparison to other Mitomycin C + Vinca-containing combinations (For the Southwest Oncology Group). Proc Am Soc Clin Oncol 3:230

57. Milstein D, Robinson E (1981) Four-drug combination chemotherapy in advanced lung cancer: methotrexate, doxorubicin, cyclophosphamide and CCNU. Cancer 48:2358–2363

58. Minna JD, Higgins GA, Glatstein EJ (1982) Cancer of the lung. In: DeVita VT, Hellmann S, Rosenberg SA (eds) Cancer. Principles and practice of oncology. J. B. Lippincott Company, Philadelphia Toronto

59. Mitrou PS, Graubner M, Berdel WE (1984) cis-Platinum (DDP) and VP 16-213 (etoposide) combination chemotherapy for advanced non-small cell lung cancer. A phase II clinical trial. Eur J Cancer Clin Oncol 20:347–351

60. Mountain CF (1980) Surgery of lung cancer including adjunctive therapy. In: Hansen HH, Rørth M (eds) Excerpta Medica, Amsterdam Oxford Princeton

61. Mountain CF (1983) Biologic, physiologic, and technical determinants in surgical therapy for lung cancer. In: Straus MJ (ed) Lung cancer. Clinical Diagnosis and Treatment. Second Edition. Grune and Stratton, New York

62. Muggia FM, Blum RH, Foreman JD (1984) Role of chemotherapy in the treatment of lung cancer: evolving strategies for non-small cell histologies. Int J Radiat Oncol Biol Phys 10:137–145

63. Nachbur B (1983) Neuere Aspekte in der Chirurgie des Bronchialkarzinoms. Schweiz Rundsch Med 72:437–441

64. Perez CA, Stanley K, Rubin P (1980) A prospective randomized study of various irradiation doses and fractionation schedules in the treatment of inoperable non-oat cell carcinoma of the lung: preliminary report by the Radiation Therapy Oncology Group. Cancer 45:2744–2753

65. Reimer RR, Gahbauer R, Bukowski RM (1981) Simultaneous treatment with cisplatin and radiation therapy for advanced solid tumors: a pilot study. Cancer Treat Rep 65:219–222

66. Reynolds RD, Pajak TF, Bateman JR (1979) Considerations in designing and analyzing surgical adjuvant study in resected stage I and II carcinoma of the lung. Cancer 44:1201–1210

67. Robert F, Omura GA, Birch R (1984) Randomized phase III comparison of three doxorubicin-based chemotherapy regimens in advanced non-small cell lung cancer: a Southeastern Cancer Study Group Trial. J Clin Oncol 2:391–395

68. Ruckdeschel JC, Mason B, Ettinger D (1982) Chemotherapy of metastatic non-oat cell bronchogenic carcinoma. The Eastern Cooperative Oncology Group Experience. Abstract 265, III World Conference on Lung Cancer, Tokyo

69. Ruckdeschel JC, Mehta CR, Salazar OM (1981) Chemotherapy for metastatic non-small cell bronchogenic carcinoma: EST 2575, Generation III, HAM versus CAMP. Cancer Treat Rep 65:959–963

70. Ruckdeschel JC, Mehta CR, Salazar OM (1981) Chemotherapy for inoperable non-small cell bronchogenic carcinoma: EST 2575. Generation II. Cancer Treat Rep 65:965–972

71. Schectman G, Camacho FJ, Vogl SE (1984) A phase II study of vindesine(V) infusion and cis-platinum (DDP) in advanced non-small cell lung cancer (NSCLC). Proc Am Soc Clin Oncol 3:217

72. Schulman P, Budman DR, Weiselberg L (1983) Phase II trial of mitomycin, vinblastine, and cisplatin (MVP) in non-small cell bronchogenic carcinoma. Cancer Treat Rep 67:943–945

73. Sealy R (1979) Combined radiotherapy and chemotherapy in non-small cell carcinoma of the lung. In: Muggia FM, Rozencweig M (eds) Lung Cancer: Progress in therapeutic research. Raven Press, New York

74. Selawry OS (1974) The role of chemotherapy in the treatment of lung cancer. Semin Oncol 1:259–272

75. Shields TW (1981) Natural history of patients after resection of a bronchial carcinoma. Surg Clin North Am 61:1279–1294

76. Stanley KE (1980) Prognostic factors for survival in patients with inoperable lung cancer. J Natl Cancer Inst 65:25–32

77. Trybula M, Taylor SG, Bonomi P (1984) Preoperative simultaneous cisplatin/5-Fluorouracil and radiotherapy in clinical stage III, non-small cell bronchogenic carcinoma. Proc Am Soc Clin Oncol 3:223

78. Veraguth P (1983) Wann sollen Bronchuskarzinome bestrahlt werden? Schweiz Rundsch Med 72:442–447

79. Veronesi A, Zagonel V, Santarossa M (1983) cis-Platinum and Etoposide combination chemotherapy of advanced non-oat cell bronchogenic carcinoma. Cancer Chemother Pharmacol 11:35–37

80. Vogelzang NJ, Bonomi PD, Rossoff AH et al. (1978) Cyclophosphamide, adriamycin, methotrexate and procarbazine (CAMP) treatment of non-oat cell bronchogenic carcinoma. Cancer Treat Rep 62:1595–1597

81. Vogl SE, Mehta CR, Cohen MH (1979) MACC chemotherapy for adenocarcinoma and epidermoid carcinoma of the lung. Cancer 44:864–868

82. World Health Organization (1979) WHO Handbook for Reporting Results of Cancer Treatment. Geneva

83. Wolf J, Hyde L, Phillips RW (1979) Recent comparative trials of systemic therapy in non-small cell carcinoma of the lung. In: Muggia FM, Rozencweig M (eds) Lung cancer. Progress in therapeutic research. Raven Press, New York
84. Wolf J, Spear P, Yesner R et al. (1960) Nitrogen mustard and the steroid hormones in the treatment of inoperable bronchogenic carcinoma. Am J med 29:1008–1016

Diskussion

Seeber: Wie Herr Joss gezeigt hat, besteht bei nicht-kleinzelligen Bronchialkarzinomen grundsätzlich das Problem der Indikation bzw. des optimalen Zeitpunkts der Chemotherapie. Sicher sollten nur solche Patienten einer Chemotherapie primär zugeführt werden, bei denen eine Progredienz der Erkrankung meßbar ist. Der internistische Onkologe sollte sich bewußt sein, daß chemotherapeutische Langzeitergebnisse beim nicht-kleinzelligen Bronchialkarzinom nicht oder nur im Ausnahmefall zu erwarten sind, daß jedoch eine ausreichend dosierte Bestrahlung in der Lage ist, bei einem kleinen Prozentsatz mit regional begrenztem Tumor zunächst ein kuratives Ziel zu verfolgen. Bezüglich der Ergebnisse einer alleinigen Radiotherapie bei diesen Tumoren möchten wir daher Herrn Heilmann zu einer entsprechenden Stellungnahme bitten.

Die Strahlentherapie des nicht-kleinzelligen Bronchus-Carcinoms

H.-P. Heilmann

In der soeben demonstrierten interessanten Tabelle hat Herr Jost verschiedene Möglichkeiten der Behandlung des nicht-kleinzelligen Bronchus-Carcinoms aufgelistet. Die Strahlentherapie kommt in dieser Tabelle nur in Form der Kombinationstherapie vor, die alleinige Strahlentherapie des nicht kleinzelligen Bronchus-Carcinoms ist gar nicht erwähnt.

Auch wir sind der Auffassung, daß beim nicht-kleinzelligen Bronchus-Carcinom eine Chemotherapie indiziert wäre wegen der hohen Fernmetastasierungsrate. Nur wissen wir, daß die Wirksamkeit der Chemotherapie beim nicht-kleinzelligen Bronchus-Carcinom wesentlich schlechter ist als beim kleinzelligen Bronchus-Carcinom, die Remissionsraten deutlich schlechter sind und eine definitive Tumorvernichtung kaum möglich ist.

Nach dem Motto „Besser den Spatz in der Hand, als die Taube auf dem Dach" haben wir uns bemüht, festzustellen, inwieweit man das nicht-kleinzellige Bronchus-Carcinom in den Fällen, die nicht operiert werden können, durch eine alleinige Strahlentherapie kurativ beeinflussen kann. Die Ergebnisse dieser Bemühungen sind eine gute Basis, um weitere Strategien, z. B. eine kombinierte Therapie mit Cisplatin und Strahlentherapie, dagegen zu vergleichen.

In der deutschen Gemeinschaftsstudie (Heilmann et al., 1976) lag zwar die 5-Jahres-Überlebensrate der inoperablen Bronchus-Carcinome nach alleiniger Strahlentherapie bei nur 2%, in Frühfällen ($T_1 T_2 N_0 M_0$) konnten jedoch 5-Jahres-Überlebensraten von 8 bis 10% beobachtet werden nach Strahlentherapie mit Megavolttechnik und ausreichend hohen Dosen (50 bis 60 Gy).

Dies entspricht auch den Erfahrungen amerikanischer Autoren, die sowohl eine deutliche Abhängigkeit der Rezidivrate als auch der Überlebensrate von der eingestrahlten Herddosis nachweisen konnten (Perez et al., 1980).

Vom 1. 1. 1976 bis zum 31. 12. 1982 haben wir am Hermann-Holthusen-Institut für Strahlentherapie in Hamburg 482 Patienten mit nicht-kleinzelligen Bronchus-Carcinomen behandelt. Ein großer Teil der Patienten wurde einer palliativen Therapie zugeführt, die Indikation für eine adjuvante Bestrahlung stellen wir sehr streng, und ein Prozentsatz von etwa 35% wurde mit kurativer Zielsetzung, also mit dem Ziel der Heilung, einer Strahlentherapie zugeführt. Die Altersverteilung findet sich in Abb. 1. Man sieht daraus, daß 60% unserer Patienten zwischen 60 und 80 Jahre alt waren. Die sehr hohe natürliche Absterberate in diesem Alter muß mit berücksichtigt werden, wenn die Überlebenskurven unseres Krankengutes diskutiert werden (Bünemann u. Langheim, 1984).

Die unterschiedlichen histologischen Typen der behandelten Bronchus-Carcinome zeigt Tabelle 1.

Die kurativ behandelten Patienten wurden in einer ersten Serie großvolumig unter Einschluß des gesamten Mediastinums und des ipselateralen Hilus bis zu ei-

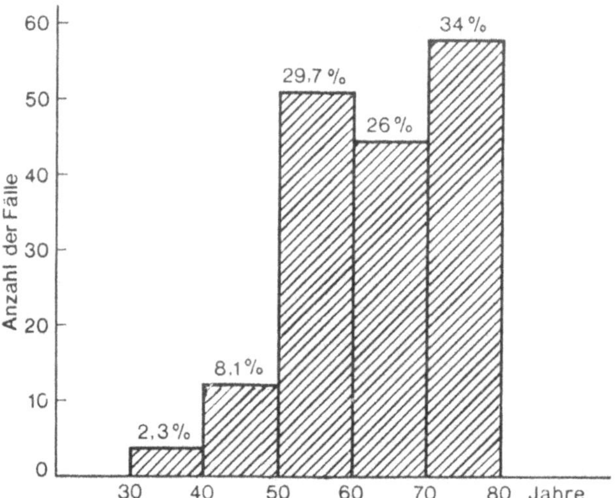

Abb. 1. Altersverteilung der mit kurativer Zielsetzung bestrahlten Patienten

Tabelle 1. Histologie aller im Berichtszeitraum behandelten Bronchuskarzinome

Plattenepithel-Ca	243 F.	32,5%
Adeno-Ca.	46 F.	6,2%
Großzelliges Karzinom	47 F.	6,3%
Polymorphzelliges Karzinom	52 F.	7,0%
Undiff. Karzinom	55 F.	7,4%
Kleinzelliges Karzinom	261 F.	35,0%
Unbekannte Histologie	43 F.	5,8%

ner Dosis von 40 Gy in 4 Wochen belastet. Wir verwenden dafür überwiegend eine 2-Felder-Technik, d. h. ein ventrales und ein schräg dorsales Feld nach entsprechender Simulator- und Computertomographieplanung und Computerdosenberechnung. Fast alle Patienten wurden mit 8 MeV Röntgenstrahlen eines Linearbeschleunigers bestrahlt.

Nach Art der Split-Course-Technik wird dann eine 3wöchige Pause eingelegt, weniger, um die Verträglichkeit der Bestrahlung zu verbessern, sondern um noch einmal zu überprüfen, ob es wirklich sinnvoll ist, dem Patienten eine sehr hochdosierte Strahlentherapie zuzumuten, wie sie unter kurativen Gesichtspunkten appliziert werden muß.

In Tabelle 2 finden sich die Fälle, bei denen die Therapie abgebrochen wurde, und die Gründe dafür.

In der 2. Behandlungsserie werden dann kleinvolumig nur der Tumor und, wenn nötig, die klinisch nachgewiesenen mediastinalen Lymphknotenmetastasen in Form einer Rotationsbestrahlung mit 8 MeV Röntgenstrahlen mit weiteren 30 Gy belastet, so daß der Primärtumorbereich bzw. der Bereich der klinisch nachgewiesenen Lymphknotenmetastasen insgesamt eine Dosis von 70 Gy in 7

Tabelle 2. Gründe für den Abbruch der Strahlentherapie nach Vollendung der ersten Serie

Schlechte Rückbildung des Tumors oder Verschlechterung des AZ	11 F.	5%
Nachweis von Fernmetastasen	10 F.	5%
Exitus letalis während der Strahlentherapiepause	4 F.	2%
(2 × Herdtod, 2 × unbekannte Ursache)		
Ausgedehnte Strahlenpneumonitis	2 F.	1%
Unbekannte Gründe	2 F.	1%

Tabelle 3. Remissionsraten bei kurativer Strahlentherapie

Remissionsumfang	CR	PR	NC	PG
N	62	55	25	0
%	43,7	38,7	17,6	0

CR = Vollremission, PR = Teilremission, NC = ausbleibende Tumorveränderung, PG = Tumorgrößenzunahme unter Strahlentherapie

Tabelle 4. Mediane Überlebenszeit kurativ bestrahlter Bronchuskarzinome

Tumorstadium	Fallzahl	m. Ü'zeit in Tagen
$T_{1-3}N_0M_0$	68	546
$T_{1-3}N_1M_0$	36	448
$T_{1-3}N_2M_0$	53	350

Wochen erreicht. In einigen wenigen Fällen haben wir noch weitere kleinvolumige Boost-Dosen, im Einzelfall bis zu Gesamtdosen von 90 Gy, eingestrahlt.

Tabelle 3 zeigt die Ansprechraten oder Remissionsraten. Eine komplette Remission fand sich in 43,7%, eine partielle Remission in 38,7% und ein no change in 17,6%.

Bei 157 Patienten, bei denen eine kurative Strahlentherapie durchgeführt werden konnte, betrug die 5-Jahres-Überlebensrate 11%. Die Ergebnisse wurden nach der Kaplan-Meyer-Methode berechnet, es befinden sich darunter bereits 57 Patienten, die 5 oder mehr Jahre beobachtet worden sind.

In Frühstadien, bei denen keine klinisch nachweisbaren Lymphknotenmetastasen vorlagen, betrug die 5-Jahres-Überlebensrate sogar 17%. Wie oben schon erwähnt, muß dabei immer das hohe Durchschnittsalter des Krankengutes mit berücksichtigt werden.

Zum besseren Vergleich mit der Chemotherapie haben wir die medianen Überlebenszeiten berechnet (Tabelle 4). Die Frühfälle hatten eine mediane Überlebenszeit von 546 Tagen. In der Tabelle von Herrn Jost fanden sich 200 bis 327 Tage für die alleinige Chemotherapie und 504 Tage für die kombinierte Therapie. Dies ist ein weiterer Hinweis, daß über diese Behandlungsmodalität diskutiert werden sollte.

Wir sind der Meinung, daß aus Gründen, die hier im einzelnen nicht zu diskutieren sind, bei einer solchen Kombinationstherapie mit einer Chemotherapie begonnen werden sollte, die, nach Möglichkeit nach Vollremission, von einer entsprechenden Radiotherapie gefolgt sein sollte.

Wir sind aber auch der Meinung, daß es außerhalb von Studien nicht gerechtfertigt ist, einem Patienten, der für eine kurative Radiotherapie geeignet ist, diese Heilungschance vorzuenthalten, indem man eine alleinige Chemotherapie durchführt.

Wir würden dagegen vorschlagen, Studien zu initiieren, die neue Strategien, beispielsweise die Kombinationstherapie, in Vergleich setzen zu den bisher mit alleiniger Radiotherapie erzielten Ergebnissen.

Eine 5-Jahres-Überlebensrate von 17% ist sicher nicht viel, in Anbetracht der bisher noch weit verbreiteten Meinung, daß ein nicht operables nicht-kleinzelliges Bronchus-Carcinom absolut inkurabel ist, ist diese Zahl jedoch ermutigend.

Literatur

Bünemann H, Langheim F (1984) Ergebnisse der kurativen Strahlentherapie beim nicht-kleinzelligen Bronchuskarzinom. Strahlentherapie 160:341–348
Heilmann H-P, Doppelfeld E, Fernholz HJ, Birkner R, Schlicker H, Becker G, Gordon-Harris L, Hackl A, Sager WD, Jensch F, Kraft W, Bünemann H, Horstmann W, Hassenstein E, Kuttig H, Wieland C, Schmidt N, Müller A, Quäck J, Buchelt L, Heß F, Koop EA, Lieven van H, Heinze HG, Castrup W, Wannenmacher M, Rey G, Voß A-C, Nuse A, Eibach E, Grund W, Bohndorf W, Schindler G (1976) Ergebnisse der Strahlenbehandlung des Bronchus-Carcinoms. Deutscher Röntgenkongreß, Berlin 1975. Dtsch Med Wochenschr 101:1557–1562
Perez CA, Stanley K, Rubin P, Kramer S, Brady L, Perez-Tamayo R, Brown S, Concannon J, Seydel HG, Rotman M, Hanson W (1980) Some dosimetric observations in irradiation of non-oat-cell unresectable carcinoma of the lung. Randomized study by the Radiation Therapy Oncology Group. Int J Radiat Oncol Biol Phys 6:1336

Diskussion

Seeber: Dieser radiotherapeutische Beitrag ist wichtig für die Diskussionsführung, wenn es um die Behandlung des nicht-kleinzelligen inoperablen Bronchialkarzinoms geht. Wichtig hierbei ist vor allem auch der mögliche Teilaspekt einer synergistischen Interaktion von Radiotherapie und Chemotherapie, zu welcher gesondert Herr Alberti Stellung nehmen soll.

Radioonkologische Innovationen
zur Therapie des Bronchialkarzinoms

W. ALBERTI

Einleitung

Die Strahlentherapie stellt eine kurative Behandlung nur für einen kleinen Anteil
der Bronchialkarzinomträger mit limitierter Erkrankung dar. Die 5-Jahres-Über-
lebensrate beträgt ungefähr 5%, wobei die Todesursache bei der Mehrzahl der
Patienten die ausgedehnte lymphatische und hämatogene Metastasierung darstellt.

Bei 30–60% der Patienten manifestiert sich das initiale Therapieversagen lo-
koregional (Tabelle 1, Übersicht bei White u. Boles, 1981). Trotz der Häufigkeit
von Fernmetastasen versterben 50–75% dieser Patienten an der lokoregionalen
Erkrankung (Cox et al., 1979; Komaki et al., 1979). So bleibt selbst bei nur lokoregionaler Erkrankung und trotz der vielfältigen Fortschritte in Diagnostik und
Therapie die Prognose der Patienten mit Bronchialkarzinom sehr schlecht.

Die Gründe für das Versagen der lokalen Strahlentherapie können vielfältig
sein: Bei sehr großen oder ungünstig gelegenen Tumoren muß die Strahlendosis
häufig limitiert werden, um kritische Bereiche wie Rückenmark, Herz und normales Lungengewebe nicht über die Toleranzgrenzen zu belasten. Zusätzlich kann
das biologische Verhalten des Tumors eine lokale Therapie ineffektiv werden lassen durch: ein häufiges Auftreten von Fernmetastasen; eine hohe hypoxische Zellfraktion; die gesteigerte Fähigkeit, einen subletalen Zellschaden nach Bestrahlung
zu reparieren; eine schnelle Proliferation mit einer Repopulation zwischen den
Fraktionen; eine hohe Zellzahl in einer strahlenunsensiblen Zellzyklusphase (Salazar u. Zagars, 1981).

Zwar kann die Tumorkontrolle im Prinzip durch eine Erhöhung der Strahlendosis verbessert werden, jedoch steigt mit der Erhöhung dieser Dosis die Rate der

Tabelle 1. Therapieversager nach Radiotherapie (nach White und Boles, 1981)

Autor	Anzahl der Versager	Anzahl der alleinigen lokoregionären Versager	Prozent
Abadir u. Muggia (1975)	41	13	32
Rissanen et al. (1968)	18	10	56
Bergsagel et al. (1972)	115	56	47
Cox et al. (1979)	146	30	21
Komaki et al. (1977)	178	108	61
Ghilezan et al. (1976)	114	41	61
	612	258	42

schwerwiegenden Komplikationen an (Rubin et al., 1976). Deswegen war es zunächst Ziel aller radiotherapeutischen Behandlungsstrategien, den therapeutischen Bereich zu erweitern, d. h. die Wahrscheinlichkeit der Tumorkontrolle bei gleichen oder sogar geringeren Komplikationen zu erhöhen.

Im folgenden werden radioonkologische Innovationen dargestellt, die bereits am Patienten angewendet wurden und die geeignet erscheinen, die lokale Tumorkontrolle zu verbessern und damit möglicherweise die Zahl der Langzeitüberlebenden zu erhöhen.

Hyperbarer Sauerstoff

Die Anwendung von hyperbarem Sauerstoff soll sich gegen die radioresistente hypoxische Zellfraktion richten. Die Kombination von Strahlentherapie mit hyperbarem Sauerstoff erfordert besondere Hochdruckkammern, also einen hohen technischen und finanziellen Aufwand. Deshalb wurden in der Mehrzahl der bisherigen klinischen Studien bei Patienten mit einem Bronchialkarzinom große Einzeldosen von 4–6 Gy zweimal pro Woche bis zu einer Gesamtdosis von 36–50 Gy appliziert (Glassburn et al., 1977; Bush et al., 1978; Cade und McEwen, 1978). Eine Verbesserung der Überlebenszeiten konnte dabei bisher nicht erreicht werden (McEwen, 1971). Allerdings erfolgte in den meisten Studien keine exakte Analyse der lokalen Tumorkontrolle.

Radiosensibilisierende Substanzen

Die Substanzen aus der Gruppe der Imidazole – wirksamster Vertreter ist das Misonidazol – können durch die elektronenaffine Sensibilisierung hypoxischer Zellen wirksam werden (Fowler et al., 1976; Rocs, 1979).

Nach erfolgversprechenden tierexperimentellen Ergebnissen zeigten sich enttäuschende Resultate in klinischen Studien, da beim Menschen die erforderlichen hohen Misonidazoldosen wegen der neurotoxischen Nebenwirkungen nicht gegeben werden können. Es scheint aber nur eine Frage der Zeit zu sein, bis andere und weniger toxische Radiosensitizer gefunden werden.

Radioprotektive Substanzen

Seit langem kennt man die radioprotektive Wirkung von Stoffen, die Sulfhydrylgruppen (SH) enthalten (Patt, 1953). Da diese Substanzen nur oxygenierte Zellen schützen, können sie die unterschiedliche Resistenz der hypoxischen Zellfraktion ausgleichen und erlauben die Verwendung großer Strahlendosen zur Tumorzellvernichtung (Utley et al., 1974). Leider gibt es, ähnlich wie bei den Radiosensitizern, zur Zeit nur relativ schwach wirksame Substanzen, so daß bisher die Anwendung beschränkt ist. Allerdings soll eine dieser Substanzen (WR 2721) selektiv das im Strahlenfeld befindliche Normalgewebe schonen, ohne einen entscheidenden negativen Einfluß auf die Tumorwirkung zu besitzen (Yuhas u. Storer, 1969).

Split-Course-Verfahren

Unter einer konventionellen Fraktionierung wird die kontinuierliche Applikation einer Einzeldosis von 2 Gy an 5–6 Tagen pro Woche verstanden. Beim Split-Course-Verfahren wird in gleicher Weise bestrahlt, bis die Hälfte der geplanten Dosis erreicht ist. Nach einer Pause von 2–4 Wochen wird die Restdosis bis zur vorgesehenen Gesamtdosis appliziert. Die Hoffnungen, daß dadurch eine bessere lokale Tumorkontrolle erreicht wird, haben sich nicht erfüllt (Salazar et al., 1976). Allerdings konnten die Spätkomplikationen mit dieser Behandlungsmodalität gesenkt werden.

Unkonventionelle Fraktionierungen

Neben dem Split-Course-Verfahren kommen noch Hypofraktionierung, Super- oder Hyperfraktionierung zur Anwendung. Die Hypofraktionierung beinhaltet meist eine größere wöchentliche Einzelfraktion von 4–6 Gy, wie sie seit über 20 Jahren von Schumacher an einer großen Patientenzahl mit Bronchialkarzinomen verwendet wurde (Schumacher, 1976). Die theoretische Basis für die Applikation hoher Einzeldosen wurde von Ellis geschaffen, der der Ansicht war, daß eine kleine Zahl von Fraktionen mit hoher Einzeldosis den gleichen Abtötungseffekt auf Zellen geringer Proliferation (z. B. auf normales Bindgewebe) wie ein konventionelles Fraktionierungsschema besitzt. Darüber hinaus soll diese Fraktionierung eine größere Wirkung auf Zellen mit einer höheren Proliferationsrate (z. B. auf strahlenresistente Tumorzellen) aufweisen (Ellis, 1974). Die Nebenwirkungen sind in der klinischen Anwendung dieser wöchentlichen Einzeldosis gleich oder geringer als bei normaler Fraktionierung (Schumacher, 1976; Ellis u. Goldson, 1977).

Zum Teil aus praktischen Erwägungen wurde eine zwei- bis dreimalige Fraktionierung pro Woche gewählt, wenn gleichzeitig hyperbarer Sauerstoff verwendet wurde (s. unter 1). Mit 2 × 6 Gy wöchentlich bis zu einer Gesamtdosis von 36 Gy war keine bessere Überlebenszeit erreichbar (Cade u. McEwen, 1978). Über die lokale Tumorkontrolle oder Komplikationen wurden keine Angaben gemacht.

Mit der Super- oder Hyperfraktionierung, d. h. mit der Anwendung von 2 oder mehr Fraktionierungen pro Tag, existieren bisher nur beschränkte Erfahrungen. In einer Studie von Bleehen (1979) wurde in der Behandlung des kleinzelligen Bronchialkarzinoms eine Fraktionierung von 3 × 2 Gy täglich, 5 × wöchentlich, bis zu einer Dosis von 30 Gy gewählt. Diese Strahlenapplikation wurde mit einer Chemotherapie kombiniert. Die Nebenwirkungen waren ungewöhnlich hoch. Insgesamt haben aber in den letzten Jahren Fraktionierungsstudien an Attraktivität gewonnen, ohne daß über den Wert einer besseren Tumorkontrolle beim Bronchialkarzinom zur Zeit eine Aussage möglich erscheint.

So wurde an unserer Institution in den letzten Jahren eine Therapiestudie mit einer Hypofraktionierung (2 × 4 Gy wöchentlich bis zu einer Gesamtdosis von 52–60 Gy) bei Patienten mit inoperablen nicht-kleinzelligen Bronchialkarzinomen durchgeführt (Alberti et al., 1984). Der Anteil der lokalen Remissionen betrug 75% (30/40) bei akzeptabler Toxizität.

Halbkörperbestrahlung

Die systemische Halbkörperbestrahlung (HBI) wurde empirisch zur Behandlung von fortgeschrittenen Krebserkrankungen, besonders von schmerzhaften Knochenmetastasen, entwickelt (Fitzpatrick u. Rider, 1976). Mit einmaligen Strahlendosen von 6, 8 oder 10 Gy, die sequentiell auf beide Körperhälften appliziert wurden, konnten deutlich palliative Effekte erreicht werden.

Während die HBI bei metastatischen, nicht-kleinzelligen Bronchialkarzinomen einen lediglich palliativen Wert besitzt, nahm man an, daß beim strahlensensiblen kleinzelligen Bronchialkarzinom die Bestrahlung der oberen Körperhälfte (zusätzlich zur lokalen thorakalen Bestrahlung) als konsolidierende Maßnahme geeignet sei. Eine erste Studie der Eastern Cooperative Oncology Group (ECOG) erbrachte erfolgversprechende vorläufige Ergebnisse ohne wesentliche Erhöhung der Toxizität (Salazar et al., 1978 u. 1980). Eine zweite Pilotstudie der ECOG ist noch nicht abgeschlossen.

Hyperthermie

In den letzten 10 Jahren hat das Interesse an der schon lange bekannten Hyperthermie zugenommen. Hierbei handelt es sich um die Anhebung der Gesamtkörpertemperatur oder der lokalen Tumortemperatur auf Werte, die über der physiologischen Körpertemperatur liegen. Man unterscheidet die Ganzkörperhyperthermie, die regionale hypertherme Extremitätenperfusion (beschränkt auf Malignome im Extremitätenbereich) und die lokale Hyperthermie. Die Wärmeapplikation erfolgt entweder mit Hochfrequenz- oder Ultraschallwellen (Hand u. Ter Haar, 1981).

Die Hyperthermie in Verbindung mit verschiedenen anderen Behandlungsmethoden, z. B. der Strahlentherapie, besitzt einen synergistischen Effekt, ohne daß die Nebenwirkungen entscheidend verstärkt werden (Suit u. Gerweck, 1979). Aus technischen Gründen ist bisher die lokale Hyperthermie bei den tiefliegenden Bronchialkarzinomen nur begrenzt möglich, da geeignete Geräte zur Applikation und Methoden zur Temperaturmessung fehlen. Nur vereinzelt konnte bisher über Erfahrungen mit der lokalen Hyperthermie bei Bronchialkarzinomen berichtet werden (Le Veen, 1976; Sugaar, 1979). Diese ersten Pilotergebnisse sprechen jedoch für weitere Untersuchungen.

Neutronen

Die Erfahrungen zur Bestrahlung mit schnellen Neutronen beim Bronchialkarzinom sind gering (Eichhorn u. Lessel, 1976). Die Gründe sind, daß a) Neutronen nur an wenigen Behandlungszentren verfügbar sind, b) je nach Energie eine Tiefendosisverteilung besitzen, die lediglich zwischen der von Kobalt-60 und Caesium-137 liegt, und c) in zahlreichen Studien mit anderen Tumoren über eine relativ hohe Komplikationsrate berichtet wird (Herskovic et al., 1979).

Die Radiation Therapy Oncology Group (RTOG) hat 1979 mit einer vergleichenden Studie zur Behandlung des limitierten nicht-kleinzelligen Bronchialkarzinoms begonnen. Verglichen wird die alleinige Photonen-, Neutronen und „gemischte" Therapie. Die Ergebnisse stehen noch aus.

Kombinierte Modalitäten

Eine systemische Behandlung in Kombination mit der lokalen Radiotherapie wurde beim nicht-kleinzelligen Bronchialkarzinom bisher nur in wenigen Studien untersucht. Die Ergebnisse neuerer Studien mit sequentieller Chemotherapie und Radiotherapie waren gegenüber der alleinigen Radiotherapie zumeist gleich (Sealy, 1979; Schultz et al., 1980; Holsti, 1984; van Houtte, 1984; Sealy, 1979) und nur in einer Untersuchung deutlich besser (Wils et al., 1984).

Ein interessanter Therapieansatz ist die simultane Anwendung von Cisplatin mit Bestrahlung (Higi et al., 1982), nachdem bei diesem Zytostatikum in den letzten Jahren experimentell neben den zytotoxischen auch radiosensibilisierende Eigenschaften nachgewiesen wurden. In Kombination mit ionisierender Strahlung wurde ein Verstärkungsfaktor bis zu 1,7 gefunden, ohne daß die Nebenwirkungsrate zunahm (Overgaard u. Khan, 1981; Muggia u. Glatstein, 1979). In einer Untersuchung der Mayo-Klinik zur Kombination von Strahlentherapie und Kombinations-Chemotherapie entweder mit CAP (Cyclophosphamid, Adriamycin und Cisplatinum) oder CAD (Cyclophosphamid, Adriamycin und DTIC) wurde eine signifikante Überlegenheit der Cisplatin enthaltenden Kombination in bezug auf die Regressionsrate und Überlebenszeit gefunden. Es wurden Patienten mit Adenokarzinomen oder großzelligen Bronchialkarzinomen behandelt (Eagan, 1979).

Die EORTC plant zur Zeit eine Phase-II-Studie zur Behandlung des inoperablen nicht-kleinzelligen Bronchialkarzinoms mit Radiotherapie und Cisplatin. In unserer Klinik wird zur Zeit eine dreiarmige randomisierte Studie durchgeführt. Die Therapie besteht 1. in einer sofortigen Strahlentherapie, 2. einer Chemotherapie (3 × Vindesine/Cisplatin) mit anschließender Strahlentherapie und 3. einer verzögerten Strahlentherapie bei Auftreten von Symptomen. Als Fraktionierung wurde in allen drei Behandlungsarmen eine Hypofraktionierung (2 × 4 Gy wöchentlich) gewählt.

Schlußfolgerungen

Patienten mit nicht-kleinzelligen Bronchialkarzinomen sollten bei limitierter Erkrankung nach dem derzeitigen Wissensstand eine hochdosierte Radiotherapie von ca. 60 Gy erhalten, wenn sie sich in einem guten Allgemeinzustand befinden. Da trotz hoher Strahlendosis und hoher Remissionsraten lokale Rezidive häufig sind, gilt es, die Wirksamkeit der lokalen Strahlentherapie mit den aufgezeigten neuen Methoden zu steigern. Zielgruppe dieser verbesserten lokalen Tumorkontrolle ist jedoch nur eine relativ kleine Gruppe von Patienten mit lang andauernder Metastasenfreiheit, während die Mehrzahl häufig und frühzeitig Metastasen entwickelt. Für diese ist die zusätzliche Gabe wirksamer Zytostatika unbedingt anzustreben.

Literatur

Abadir R, Muggia FM (1975) Irradiated lung cancer: an autopsy analysis of spread pattern. Radiology 114:427–430

Alberti W, Niederle N, Bamberg M, Konietzko N, Scherer E (1984) Radiotherapy of inoperable non-small cell lung cancer – twice a week tratment. 3. ESTRO-Meeting, Jerusalem

Bergsagel, DE, Jenkin RDT, Pringle JF, White DM, Fetterly JCM, Klaassen DJ, McDermot RSR (1972) Lung cancer: clinical trial of radiotherapy plus cyclophosphamide. Cancer 30:621–627

Bleehen NM (1979) Role of radiation therapy and other modalities in the treatment of small cell carcinoma of the lung. In: Muggia F, Rozenczweig M (eds) Lung cancer: Progress in therapeutic research. Raven Press, New York

Bush RS, Jenkin RDT, Allt WEC, Beale FA, Bean H, Dembo AJ, Pringle JF (1978) Definitive evidence for hypoxic cells influencing cure in cancer therapy. Brit J Cancer [Suppl III] 37:302–306

Cade IS, McEwen JB (1978) Clinical trials of radiotherapy in hyperbaric oxygen at Portsmouth. Clin Radiol 29:333–338

Cox JD, Kesner R, Mietlowski W, Petrovich Z (1979) Influence of cell type on failure pattern after irradiation for locally advanced carcinoma of the lung. Cancer 44:94–98

Eagan RT, Lee RE, Frytak S, Fleming TR, Cregan ET, Ingle JN, Kools LK (1979) Randomized trial of thoracic irradiation plus combination chemotherapy for unresectable adenocarcinoma and large cell carcinoma of the lung. Int J Radiat Oncol Biol Phys 5:1401–1405

Eichhorn HJ, Lessel A (1976) A comparison between combined neutron- and telecobalt-therapy with telecobalt-therapy alone for cancer of the bronchus. Br J Radiol 49:880–882

Ellis F (1974) Letter: The NSD concept and radioresistant tumors. Br J Radiol 47:909

Ellis F, Goldson AL (1977) Once a week treatments. Int J Radiol Oncol Biol Phys 2:537–548

Fitzpatrick DJ, Rider WD, (1976) Half-body radiotherapy. Int J Radiol Biol Phys 1:197–207

Fowler JF, Adams GE, Denekamp J (1976) Radiosensitizer of hypoxic cells in solid tumors. Cancer Treat Rev 3:227–256

Ghilezan N, Milea N, Tamburlini S (1976) Telecobalt therapy for malignant lung tumors. Acta Radiol Ther 15:394–400

Glassburn JR, Brady LN, Plenk HP (1977) Hyperbaric oxygen in radiation therapy. Cancer 39:751–765

Hand JW, Ter Haar G (1981) Heating techniques in hyperthermia. I. Introduction and assessment of techniques (review article). Br J Radiol 54:443–446

Herskovic A, Lee S, Scheer A, Ornitz R (1979) Fast neutron experience: Epidermoid carcinoma of the upper aerodigestive tract. Proc Am Soc Ther Rad (ASTR) Int J Radiat Oncol Biol Phys 5:53

Higi M, Schreiber D, Arndt D, Henning A, Schmitt G (1982) Cisplatin als radiosensibilisierende Substanz bei der Behandlung solider Tumoren. Strahlentherapie 158:616–619

Holsti LR (1984) Combination chemotherapy and split-course radiotherapy versus radiotherapy alone in non-small cell lung-cancer. Finnish Lung Cancer Group. Am Ass Cancer Res 25:213

Houtte P van, Klastersky J, Nguyen H, Michel J, Vandermoten G, Rocmans P, Dumont JP, Devriendt P, Sculier JP, Longeval E, Flemale A, Mommen P (1984): Comparative randomized study of chest radiotherapy precedea or not by chemotherapy with cisplatin, etoposide and vindesine for the treatment of non-small cell lung cancer. Am Ass Cancer Res 25:198

Komaki R, Cox J, Eisert DR (1977) Irradiation of bronchial carcinoma. II. Pattern of spread an potential for prophylactic radiation. Int J Radiat Oncoly Biol Phys 2:441–446

Le Veen HH, Wapnich S, Piccone V, Falk G, Ahmed N (1976) Tumor eradication by radiofrequency therapy. Response in 21 patients. J Amer Med Assoc 235:2198–2200

McEwen JB (1971) Methods of improving results of radiation. IV. Hyperbaric oxygen. In: Deeley TJ (ed) Modern radiotherapy carcinoma of the bronchus. Butterworth, London, pp 241–245

Muggia FM, Glatstein E (1979) Summary of investigations on platinum compounds and radiation interactions. Int J Radiat Oncol Biol Phys 5:1407

Overgaard J, Khan AR (1981) Selective enhancement of radiation response in a C3H mammary carcinoma by cisplatin. Cancer Treat Rep 65:501–503

Patt HM (1953) protective mechanisms in ionizing radiation injury. Physiol Rev 33:35–96

Rissanen PM, Tikka V, Holsti LR (1968) Autopsy findings in lung cancer treated with megavoltage radiotherapy. Acta Radiol 7:433–442

Rubin P, Perez CA, Keller B (1976) The logical basis of radiation treatment policies in the multidisciplinary approach of the lung cancer. In: Israel L, Chahinian P (eds) Lung cancer: Facts, problems and prospects. Academic Press, New York

Rubin P, Cowen RB, Rubin DJ (eds) (1979) The radiation oncology research program. Recommended research proposals. Int J Radiat Oncol Biol Phys 5:677–698

Salazar OM, Zagdars G (1981) Radiation therapy – new approaches. In: Livingston RB (ed) Lung cancer 1. Marinus Nijhoff, Den Haag Boston London, pp 113–156

Salazar OM, Rubin P, Brown JC, Feldstein ML, Keller BE (1976) The assessment of tumor response to irradiation of lung cancer: Continuous versus split-course regiments. Int J Radiat Oncol Biol Phys 1:1107–1118

Salazar OM, Rubin P, Keller BE, Scarantino CW (1978) Systemic (half-body) radiation therapy: Response and toxicity. Int J Radiat Oncol Biol Phys 4:937–950

Salazar OM, Creech RH, Rubin P, Bennett JM, Mason BA, Young JJ, Scarantino CW, Catalano RB (1980) Half-body and local chest irradiation as consolidation following response to standard induction chemotherapy for disseminated small cell lung cancer. An Eastern Cooperative Oncology Group Pilot Report. Proc Am Soc Ther Radiol Int J Rad Oncol Biol Phys 5:60, 1979; Int J Radiat Oncol Biol Phys 6:1093–1102

Schumacher W (1976) The use of high energy electrons in the treatment of inoperable lung and bronchogenic carcinoma. In: Kramer S (ed) High photons and electrons. John Wiley and Sons, New York, pp 257–284

Sealy R (1979) Combined radiotherapy and chemotherapy in non-small cell carcinoma of the lung. Prog Cancer Res Ther 11:315–323

Sugaar S, Le Veen HH (1979) A histopathological study on the effects of radiofrequency thermotherapy on malignant tumors of the lung. Cancer 43:767–783

Suit HD, Gerweck LE (1979) Potential for hypertermia and radiation therapy. Cancer Res 39:2290–2298

Utley JF, Phillips TL, Kane LF, Wharman MD, Wara WM (1974) Differential radioprotection of euoxic and hypoxic mouse mammary tumors by a thiophosphate compound. Radiology 110:213–216

White JE, Boles M (1981) The role of radiation therapy in the treatment of regional non-small (oat)-cell carcinoma of the lung. In: Livingston RB (ed) Lung cancer 1, Martinus Nijhoff, Den Haag Boston London, pp 113–156

Wils JA, Utama I, Naus A, Verschueren TA (1984) Phase II randomized trial of radiotherapy alone versus the sequential use of chemotherapy and radiotherapy in stage III non-small cell lung cancer. Phase II trial of chemotherapy alone in stage IV non-small cell lung cancer. Eur J Cancer Clin Oncol 20:911–914

Yuhas JM, Storer JB (1969) Differential chemoprotection of normal and malignant tissues. J Natl Cancer Inst 42:331–335

Diskussion

Seeber: Das chemotherapeutische Gerüst zur Behandlung nichtkleinzelliger Bronchialkarzinome ist schnell umrissen. Ohne qualitative Reihenfolge müssen hier in erster Linie folgende Substanzen bedacht werden: Vindesin, Cisplatin, Ifosfamid, Etoposid, Adriamycin, Mitomycin C und 5-Fluorouracil.

Insgesamt erscheinen Remissionsraten bis zu 45% realistisch, der Einfluß solcher Remissionen auf die Lebenserwartung ist jedoch noch nicht exakt zu definieren. Sicherlich wird eine gute Teilremission oder gar Vollremission die Symptomatik seitens der Erkrankung verbessern. Wie schon erwähnt, sollte man auf keinen Fall den Fehler begehen, bei regional begrenzter Erkrankung auf eine Radiotherapie zu verzichten. Wahrscheinlich ist es nicht sinnvoll, die chemotherapeutische Phase bei diesen Tumoren, die noch radiologisch mit Langzeitkonzept angegangen werden können, über einen Zeitraum von 3–4 Monaten hinaus auszudehnen. Von großem praktischem Interesse für alle beteiligten Therapeuten wäre natürlich eine prospektive Evaluation von Radiotherapie gegen Radiotherapie plus moderne Chemotherapie bei prognostisch definierten Untergruppen dieser Erkrankungen. Wichtig erscheint außerdem zu wissen, mit welchen Komplikationen bei den angeführten hohen Strahlendosen zu rechnen ist.

Heilmann: Bei der hohen Dosierung zwischen 60 und 80 Gy muß natürlich die Bestrahlung weitgehend auf Mediastinum und paramediastinale Anteile beschränkt werden, größere Lungenpartien dürfen nicht betroffen sein. Daher bestehen bei peripher sitzenden Tumoren radiologischerseits auch besondere Probleme.

Seeber: Inzwischen taucht immer häufiger die Frage auf, ob auch bei nicht-kleinzelligen primär inoperablen Bronchialkarzinomen nach vorgeschalteter Chemotherapie sekundär operiert werden soll. Wir würden dies in allen Einzelfällen, wo es chirurgisch möglich erscheint, natürlich befürworten. Man sollte aber bedenken, daß bei präoperativen Chemotherapien immer noch die Regel gilt, daß der verkleinerte Tumor in seinen ursprünglichen Tumorgrenzen reseziert werden muß. Damit würde doch ein großer Teil der Bronchialtumoren auch bei limitierter Erkrankung nicht in Frage kommen. Man wird dann alsbald auch finden, daß innerhalb der Gruppierung „limited disease" hinsichtlich der Operation ganz unterschiedliche Situationen anzutreffen sind und es wird dann möglicherweise auch sinnvoll sein, diese Patienten exakter, z. B. im Rahmen der TNM-Klassifikation zu definieren.

Müller: Für den Pathologen ist es fast unverständlich, daß unter den nicht-kleinzelligen Bronchialkarzinomen von seiten des Chemotherapeuten nicht weiter differenziert wird. Man sollte doch annehmen, daß ein Adenokarzinom alleine schon von der differenzierten Leistung seiner Zellen her sich unter zytotoxischen Eingriffen ganz anders verhalten müßte als ein Plattenepithelkarzinom. Gibt es wirklich keine Ansätze hier zu einer therapeutisch sinnvollen weiteren Gliederung zu kommen?

Seeber: Natürlich wäre dem internistischen Onkologen und Chemotherapeuten an einer weiteren, für die Therapie richtungsweisenden Subklassifikation gelegen. Diese würde aber dann die Frage berühren müssen, ob beispielsweise ein Adenokarzinom Fluorouracil-sensitiv, Mitomycin-sensitiv, Anthracyclin-sensitiv oder Bleomycin-sensitiv ist. Eine solche therapeutisch orientierte Klassifikation kann uns von der Pathologie derzeit leider nicht geliefert werden. Andererseits können die prognostischen Unterschiede zwischen den bekannten Entitäten Plattenepithelkarzinom, Adenokarzinom und großzelligem Karzinom mit steigender Aggressivität der Chemotherapie (beispielsweise CAP) zunehmend verwischt werden.

Heilmann: Radiologisch würde ich zwischen einem Plattenepithelkarzinom und einem Adenokarzinom durchaus differenzieren: das Plattenepithelkarzinom braucht zwar höhere Dosen bis zu seiner Vernichtung, hat aber dennoch eine günstigere Prognose als das Adenokarzinom, welches mit geringeren Dosen in Remission zu bringen ist, aber häufiger bzw. rascher metastasiert.

Holsti: Zum Problem einer Kombination von Chemotherapie und Radiotherapie besteht bei uns heute übereinstimmend die Meinung, daß wir bevorzugt mit Chemotherapie beginnen. Wenn die Chemotherapie jedoch einen wirksamen Beitrag leisten soll, muß sie entweder zu einer guten Teilremission oder zu einer Vollremission führen. Danach sollte eine Radiotherapie in einer Dosierung von mindestens 60 Gy erfolgen, die in etwa 6 Wochen eingestrahlt wird, wobei eine Sicherheit bezüglich der optimalen Fraktionierung letztendlich noch nicht besteht.

Seeber: Die von Herrn Holsti vorgetragene Zusammenfassung entspricht weitgehend unseren eigenen Ansichten. Vieles ist leider immer noch offen in der meist nur palliativen Behandlung nichtkleinzelliger Bronchialkarzinome und es ist sicherlich gerechtfertigt, solche Expertengespräche immer wieder durchzuführen, um die gegenseitigen Erfahrungen im Interesse unserer Patienten regelmäßig abzustimmen. Wünschenswert wäre es auch, daß sich immer wieder weitgehend homogene Studiengruppen herausschälen, die einzelne offene Fragen in Angriff nehmen können. Neben solchen multiinstitutionellen Studien wird aber auch beim Bronchialkarzinom der Ansatz gezielter Pilotstudien einzelner Kollegen weiterhelfen, um die derzeit immer noch unbefriedigende therapeutische Situation in diesem Sektor zu verbessern.